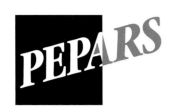

JN095291

【ペパーズ】
# 編集企画にあたって…

　あざ（母斑）は限局性の形成異常で持続性病変であり長期にわたり変化を伴う場合が多い．初期段階では診断に難渋したり，治療時期によって方針や成績が異なる場合もある．また，年齢とともに他の疾患を発症することもあり，長期的展望をもって患者に接していく必要がある．

　従来は手術療法が主体であったが，皮膚科・形成外科領域におけるレーザー・光・高周波治療の開発は目覚しく，熱緩和理論・選択的光熱破壊理論を背景に瘢痕を最小限にした低侵襲治療が主流となった．近年においてはナノ秒発振のQスイッチレーザーよりさらにショートパルス化されたピコ秒レーザーが保健適用となり，太田母斑や異所性蒙古斑治療に使用されるようになった．いくつかの母斑のQスイッチレーザー治療や血管病変の色素レーザー治療は治療の第1選択であり，レーザーはもはや最先端治療だけではなく，標準治療の1つである．最もレーザーが有効で，Qスイッチレーザーが治療の第1選択と言われていたが，ピコ秒レーザーで更なる治療成績の向上が期待されている．さらに内服治療や硬化療法などの薬物治療も格段に進歩を遂げ，今では手術療法と薬物療法，レーザー治療の総合的治療はもはや一般的となってきた．

　あざ治療は，完治する場合もあるが，多くの場合，前述のごとく，生涯にわたり患者と向き合っていかなければならない．そのため乳幼児期の治療法が，成人する頃には過去の治療法となっている場合もある．その時代の最良の医療を患者に届ける責務が我々にはあり，常に，知識と技量をアップデートし続けなくてはならない．

　今回，各疾患に対してはその方面の第一人者の先生方に長期的展望に立ったあざ治療について執筆をお願いした．消化器外科医が，メスだけでなく内視鏡手術やダヴィンチと内科的治療を駆使するのと同じく，形成外科医の基本手技の1つとしてレーザーと内科的治療を駆使して，あざの長期的治療の習得の一助となれば幸いである．

2023年1月

河野太郎

# KEY
# WORDS
# INDEX

# WRITERS FILE

## ライターズファイル（五十音順）

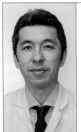

**今川孝太郎**
（いまがわ　こうたろう）

| | |
|---|---|
| 1998年 | 東海大学卒業<br>同大学医学部付属病院，臨床研修医 |
| 2000年 | 同大学医学部付属病院形成外科，臨床助手 |
| 2003年 | 同大学医学部外科学系形成外科，助教 |
| 2007年 | 静岡赤十字病院形成外科，副部長 |
| 2010年 | 東海大学医学部外科学系形成外科，講師 |

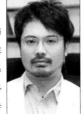

**桑原　広輔**
（くわはら　こうすけ）

| | |
|---|---|
| 2010年 | 日本医科大学卒業 |
| 2012年 | 同大学武蔵小杉病院形成外科，専修医 |
| 2014年 | 同大学附属病院形成外科・再建外科・美容外科，助教 |
| 2015年 | 同大学附属病院高度救命救急センター，助教 |
| 2016年 | 同大学武蔵小杉病院形成外科，助教 |
| 2017年 | 国立成育医療研究センター形成外科，臨床研究員 |
| 2019年 | 温知会会津中央病院形成外科，部長 |
| 2021年 | 静岡県立こども病院形成外科，医長 |
| 2022年 | 同，医長 |

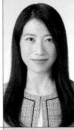

**武田玲伊子**
（たけだ　れいこ）

| | |
|---|---|
| 2007年 | 神戸大学卒業<br>公益財団法人田附興風会医学研究所北野病院，初期研修医 |
| 2009年 | 神戸大学医学部形成外科入局<br>同大学医学部附属病院形成外科，医員 |
| | 宝塚市立病院形成外科，医員 |
| 2011年 | 三菱神戸病院形成外科，医員 |
| 2013年 | 淀川キリスト教病院，医員<br>神戸大学医学部附属病院形成外科，医員 |
| 2021年 | 同大学大学院医学研究科形成外科学分野足病医学部門，特命助教 |

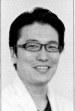

**王丸　陽光**
（おおまる　ようこう）

| | |
|---|---|
| 2002年 | 久留米大学卒業<br>同大学形成外科入局 |
| 2005年 | 済生会福岡総合病院形成外科 |
| 2007年 | 祐愛会織田病院形成外科，医長 |
| 2009年 | 高邦会高木病院形成外科，医長 |
| 2014年 | 久留米大学形成外科・顎顔面外科，講師<br>形成外科王丸クリニック，副院長 |
| 2017年 | 久留米大学形成外科・顎顔面外科，講師（非常勤） |

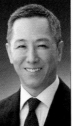

**河野　太郎**
（こうの　たろう）

| | |
|---|---|
| 1993年 | 鹿児島大学卒業<br>東京女子医科大学形成外科入局 |
| 1995年 | 都立府中病院外科 |
| 1997年 | 東京女子医科大学形成外科，助教 |
| 2008年 | 同，准講師 |
| 2013年 | 東海大学医学部外科学系形成外科学，准教授 |
| 2016年 | 日本大学，客員教授 |
| 2021年 | 東海大学医学部外科学系形成外科学，教授 |

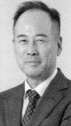

**古川　洋志**
（ふるかわ　ひろし）

| | |
|---|---|
| 1991年 | 北海道大学卒業<br>同大学形成外科入局 |
| 1998年 | 日本形成外科学会認定医取得 |
| 2001年 | 医学博士学位取得（北海道大学）<br>市立函館病院形成外科，科長 |
| 2003年 | 米国Texas大学M.D. Anderson癌センター，ポスドク |
| 2004年 | 北海道大学大学院医学研究科 |
| 2018年 | 愛知医科大学，特任教授 |
| 2019年 | 同，教授 |

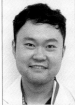

**大出　俊一**
（おおいで　しゅんいち）

| | |
|---|---|
| 2019年 | 北海道大学卒業<br>同大学病院および関連病院にて初期研修 |
| 2021年 | 同大学形成外科入局<br>北見赤十字病院形成外科 |
| 2022年 | 国家公務員共済組合連合会斗南病院形成外科 |

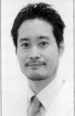

**酒井　成貴**
（さかい　しげき）

| | |
|---|---|
| 2005年 | 聖マリアンナ医科大学卒業<br>同大学，初期臨床研修 |
| 2007年 | 慶應義塾大学形成外科入局<br>同大学後期研修（関連病院：埼玉社会保険病院・東京歯科大学市川総合病院・大田原赤十字病院含む） |
| 2011年 | フランスHospital St. LouisおよびNecker-Enfants Malades留学 |
| 2012年 | 慶應義塾大学大学院入学<br>独立行政法人東京都医療センター形成外科，医員<br>京都大学再生医科学研究所 |
| 2014年 | 慶應義塾大学形成外科，助教（研究奨励） |
| 2016年 | 同大学大学院修了<br>同大学形成外科，助教 |

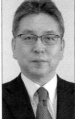

**森本　尚樹**
（もりもと　なおき）

| | |
|---|---|
| 1993年 | 京都大学卒業<br>神戸市立中央市民病院，研修医 |
| 1994年 | 島根県立中央病院形成外科，医員 |
| 1998年 | 京都大学医学部附属病院形成外科，医員 |
| 2000年 | 神戸市立中央市民病院形成外科，副医長 |
| 2003年 | 京都大学医学研究科形成外科，医員 |
| 2004年 | 同，助教 |
| 2011年 | 同，講師 |
| 2012年 | 関西医科大学形成外科学講座，講師 |
| 2016年 | 同，准教授 |
| 2019年 | 京都大学大学院医学研究科形成外科学，教授 |

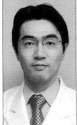

**大城　貴史**
（おおしろ　たかふみ）

| | |
|---|---|
| 1996年 | 慶應義塾大学卒業<br>同大学形成外科入局 |
| 2001年 | 埼玉医科大学総合医療センター形成外科，助手 |
| 2003年 | 慶應義塾大学形成外科，助手 |
| 2004年 | 医療法人社団慶光会大城クリニック |

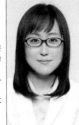

**杉本　貴子**
（すぎもと　あつこ）

| | |
|---|---|
| 2009年 | 獨協医科大学卒業 |
| 2011年 | 日本医科大学形成外科入局 |
| 2021年 | 同大学大学院修了 |
| 2022年 | 同大学形成外科，非常勤講師 |

# CONTENTS あざの診断と長期的治療戦略

編集／東海大学教授　河野太郎

◆編集顧問／栗原邦弘　百束比古　光嶋　勲
◆編集主幹／上田晃一　大慈弥裕之　小川　令

**【ペパーズ】**
# PEPARS No.194/2023.2◆目次

「PEPARS®」とは Perspective Essential Plastic
Aesthetic Reconstructive Surgery の頭文字よ
り構成される造語．

# 図解 こどもの あざとできもの

好評

## 診断力を身につける

編集　順天堂大学浦安病院形成外科　林　礼人
赤坂虎の門クリニック皮膚科　大原國章

2020年8月発行　B5判　138頁　定価6,160円(本体5,600円+税)

臨床写真から検索できるアトラス疾患別目次付き!!

"こども" の診療に携わるすべての方に送る!

皮膚腫瘍外科をリードしてきた編者が経験してきた 64 疾患 520 枚臨床写真とできもの(腫瘍)とあざ(母斑)の知識をぎゅっと凝縮しました!!

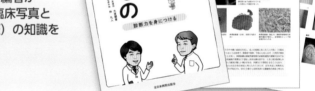

## CONTENTS

弊社紹介
◀◀◀◀ ページはこちら

全日本病院出版会
〒113-0033 東京都文京区本郷 3-16-4　Tel:03-5689-5989
www.zenniti.com　Fax:03-5689-8030

PEPARS No.194：1-7, 2023

◆特集／あざの診断と長期的治療戦略

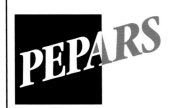

## 毛細血管奇形：
# 関連する症候群

古川　洋志*

Key Words：毛細血管奇形(capillary malformation；CM)，ISSVA 分類(The International Society for the Study of Vascular Anomalies Classification；ISSVA Classification)，クリッペル・トレノネー症候群(Klippel-Trenaunay syndrome)，パークスウェーバー症候群(Parkes Weber syndrome)，スタージ・ウェーバー症候群(Sturge-Weber syndrome)

Abstract　　毛細血管奇形(CM)に関連する症候群として，クリッペル・トレノネー症候群，パークスウェーバー症候群，スタージ・ウェーバー症候群，プロテウス症候群，CLOVE(S) syndrome，CM-AVM syndrome，先天性血管拡張性大理石様皮斑，巨脳症-毛細血管奇形症候群について疾患の定義や臨床症状を中心に記述する.

## はじめに

　毛細血管奇形(capillary malformations；CM)は，ISSVA 分類の毛細血管静脈奇形(CVM)，毛細血管リンパ管奇形(CLM)，毛細血管リンパ管静脈奇(CLVM)，毛細血管動静脈奇形(CM-AVM)など，他の脈管奇形と合併することもある[1]．毛細血管拡張症(telangiectasia)や先天性血管拡張性大理石様皮斑(cutis marmorata telangiectatica congenita)なども CM の範疇に含まれる．また，下肢に見られる複合型の脈管奇形であるクリッペル・トレノネー症候群，眼病変および頭蓋内病変を伴うスタージ・ウェーバー症候群などの1症状として認められる場合がある．本稿では，CM に関連する症候群などについて記述する．なお，CM は低流速性で表層の病変であるため，通常，診断には画像検査を必要としないが，合併する他の脈管奇形(静脈奇形(VM)，リンパ管奇形

(LM))などを検出できるので，超音波検査，CT，MRI などが有用な場合がある．MRI の場合，病変内部は T1 強調像で低〜中間の信号，（脂肪抑制）T2 強調像で強い高信号，造影 T1 強調像で内部が造影されることが多い．なお，ここに記述する症候群の治療に対しては，CM のレーザー治療に加えて，合併する VM への弾性着衣および硬化療法，外科的治療の併用などを実施するが，標準的な治療は確立しておらず，ここでは疾患の概念のみ記述する．

## クリッペル・トレノネー症候群
## (Klippel-Trenaunay syndrome)

　1900 年にフランスの神経内科医である Klippel とその弟子の Trenaunay の2人により初めて報告された．患肢の骨軟部組織の過成長と低流速の脈管奇形を伴う中胚葉系の異常を示す疾患である．1994 年までに 900 例以上の報告があるが，報告されていないものも含めると実際はもっと多い可能性がある．基本的には非遺伝性疾患とされる[2][3]．孤発性(家系内で唯一発症)である．

---

* Hiroshi FURUKAWA，〒480-1195　長久手市岩作雁又1番地1　愛知医科大学形成外科，教授

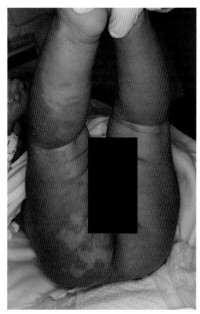

図 1. 臨床像では，右下肢と殿部の地図状の CM と，下腿の周径差を示す.

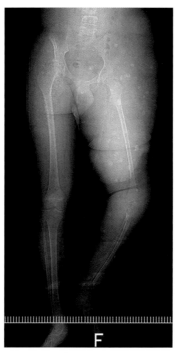

図 2. X 線では，左大腿部を中心とした過形成と静脈石，骨の萎縮を示す.

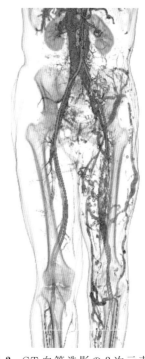

図 3. CT 血管造影の 3 次元表示（MIP 画像）では，lateral mega-vein や広範な VM を確認できる.（図 1, 2, 3 は全て異なった症例である.）

臨床所見は，以下の 3 徴が特徴的とされる[4].

① **地図状の CM**：患肢の皮膚に毛細血管奇形が広範に広がる（図 1）.

② **先天性静脈瘤・深部静脈形成不全**：典型的には患肢の外側面に lateral megavein という拡張した異常血管が見られる.

③ **患肢の骨軟部組織の過成長による肥大**：75％以上の症例では片側の下肢であるが，時に上肢や両側性に見られるものもある.

他に合併症として，深部静脈血栓，肺塞栓症，感染・敗血症，慢性凝固異常，直腸出血・血尿を生じ得る. CM の血液検査所見は一般に正常であるが，巨大な静脈奇形を合併する場合には血液凝固障害（LIC；localized chronic intravascular coagulopathy）を伴うことがある. X 線像では静脈石を検出でき，VM の検出に有用であるだけでなく，脚長差や骨の萎縮を評価できる（図 2）. CT angiography は，動脈相・静脈相・表在静脈が描出される時相で撮影し，3 次元表示（MIP 画像）を構築すると，lateral megavein の存在や深部静脈の低形成，深部静脈血栓の存在を確認でき，後述のパークスウェーバー症候群との鑑別にも有用である（図 3）.

近年，クリッペル・トレノネー症候群に代表される，過形成と脈管奇形を合併する難治性の症候群は，分子生物学的に原因の解明が進み，*PIK3CA*（シグナル伝達酵素 PI3K の α サブユニットをコードする遺伝子）の体細胞モザイク活性化突然変異によって生じる脈管奇形関連症候群 PIK3CA-related overgrowth spectrum（PROS）と総称されるようになった. PIK3CA の阻害剤が，PROS 患者の新規治療法として期待されている.

クリッペル・トレノネー症候群は「クリッペル・トレノネー・ウェーバー症候群」として指定難病 281 に選定されており，診断基準を満たした重症例では手続きを踏むことで医療費助成の支給を受けることができる.

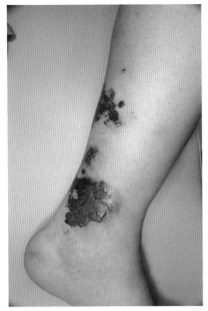

図 4. pseudo-Kaposi sarcoma を示す. 隆起して, 潰瘍形成を繰り返す.

## パークスウェーバー症候群
### (Parkes Weber syndrome)

1907 年にイギリス人皮膚科医である Parkes Weber が, 片側肥大を伴う血管性病変として発表したのが最初である. 患肢の過成長にびまん性の小さな動静脈瘻ないし動静脈シャントを伴う症候群である. クリッペル・トレノネー症候群との混同が見られるが, クリッペル・トレノネー症候群は低流速の脈管奇形を合併するのに対し, 本症候群では高流速の脈管奇形の合併である[5]. 大多数の罹患者が孤発例である. 原因遺伝子は, RASA1 とされる. 臨床所見は, クリッペル・トレノネー症候群に類似するが, 患肢, 特に関節周囲の多数の小さな動静脈瘻, 動静脈シャントを合併するのが特徴である. 血中の酸素分圧が高いために生じる皮膚の pseudo-Kaposi sarcoma (pseudo-capillary malformation) や皮膚の温感, リンパ浮腫などを合併することがある (図 4). 高流速であるため, 進行例では高心拍出性心不全を呈することがある. ただし, 明確にクリッペル・トレノネー症候群と区別するのが難しい症例もある. 画像所見として, CT angiography, MR angiography, 血管造影にて, 関節周囲に淡い動静脈瘻様の濃染が見られることが特徴である[6].

パークスウェーバー症候群は「クリッペル・トレノネー・ウェーバー症候群」として指定難病 281 に選定されており, 診断基準を満たした重症例は手続きを踏むことで医療費助成の支給を受けることができる.

## スタージ・ウェーバー症候群
### (Sturge–Weber syndrome)

1879 年にイギリス人神経科医の Sturge により初めて報告され, 1922 年にイギリス人皮膚科医の Weber が頭蓋骨の単純写真における石灰化の所見とともに報告している. 顔面上半分の CM と脳軟膜, 眼の脈絡膜の血管奇形を特徴とする症候群で, 胎生初期の原始血管叢の退縮, 発達不全が発症機序として考えられており, 大多数は非遺伝性とされる[7][8]. 23 万人に 1 例と推定されるが, 詳細は不明である. 原因遺伝子は GNAQ の体細胞モザイク変異とされる.

顔面の CM は, 現在では三叉神経領域に一致しないとされており, Anne-Sophie Dutkiewicz らの報告では, CM の顔面での分布を, 6 パターンに分類し, pattern 1 (nonmedian linear) は, ブラシュコ線に一致しているとされる[9]. 1 歳までに 80% の患者で痙攣を発症し, 痙攣により顔面の毛細血管奇形と反対側の躯幹部に半身麻痺, 萎縮を生じ得る. 精神発達遅滞が約半数に見られる. 脳軟膜の静脈奇形は顔面の毛細血管奇形と同側であることが多い. 眼の脈絡膜の血管奇形についても顔面の毛細血管奇形と同側であり, 70% で見られる. 他に緑内障も 30% に合併する. 頭部 CT における脳溝に沿った線路状の石灰化 (tram track) が有名だが, 2 歳までは見られないことが多く, 造影 MRI での脳溝に沿った脳軟膜の血管奇形の造影所見を検出することが有用である. 先述の 6 パターンを報告した論文では, hemifacial (pattern 5) と median (pattern 6) の CM には, 乳児期からの MRI を推奨している[9].

スタージ・ウェーバー症候群は指定難病 157 に選定されており，診断基準を満たした重症例は手続きを踏むことで医療費助成の支給を受けることができる．

## プロテウス症候群
## （Proteus syndrome）

1979 年に Cohen によって神経皮膚異常を伴う先天性過誤腫性疾患として，最初に報告され，その後 1983 年にドイツ人の小児科医である Wiedemann によりギリシャ神話の変幻自在の神であるプロテウスから命名された疾患である[10]．2001 年までに 200 例以上の報告がある．原因遺伝子は *AKT1*（somatic mosaicism）とされる．

臨床所見の共通事項として，
① 病変がモザイク状に三胚葉いずれにも分布すること
② 進行性の経過をとること
③ 非遺伝性の発症であること
が挙げられている．様々な部位の非対称性な骨の過成長に加え，皮下軟部組織の腫脹，結合組織母斑，低流速性の脈管奇形を合併する．生下時には無〜軽症状のことが多く，思春期に急激な症状の増悪をきたす場合がある．

診断基準として，以下に示す A が 1 つ，B のうちの 2 つか，C のうちの 3 つが揃えば診断となる[11]．
A．脳回の結合組織母斑
B．
　① 線状表皮母斑
　② 非対称性の過成長（四肢，脊椎，頭蓋骨，内臓など），
　③ 10 代までに発症する両側卵巣嚢胞腺腫/耳下腺多形腺腫
C．
　① 脂肪腫あるいは局所的な脂肪欠損
　② 脈管奇形（CM/VM/LM）
　③ 肺嚢胞
　④ 顔面奇形
画像所見では，左右非対称性の骨軟部組織の過成長，脂肪増生，頭蓋拡大，消化管壁肥厚，肺の嚢胞性気腫性変化などを呈し得る．

## CLOVE(S) syndrome

2007 年に Sapp ら，2009 年に Alomari によって提唱された症候群である[12)13)]．胎児期から体幹の嚢胞や四肢先端の奇形が指摘される．以下に述べる 5 つの徴候の頭文字をとっている．2015 年までに 100 例以下の報告と思われる．

① **CLO：Congenital asymmetric Lipomatous Overgrowth of the trunk**：患者の最も特徴的な症状であり，体幹に様々な大きさの lipomatous masses が出現する．Lipomatous masses は解剖学的なスペースに適合しながら広がり，リンパ管腫・毛細血管奇形・動静脈奇形を複雑にまたは潜在的に伴う．Lipomatous masses は腫瘍のように大きくなる傾向があり，切除後にも再増大する．
② **V：Vascular malformations**：CM・LM・VM・AVM などを呈する．脊椎近傍の脈管奇形によって病的な後遺症をきたすことがある．
③ **E：Epidermal nevi**：外胚葉由来の過誤腫で，脂腺，アポクリン腺，エクリン腺，ケラチノサイトなどが構成成分となる．
④ **S：Spinal & Skeletal anomalies**：脊椎（側弯症，後弯症），筋骨格の異常（脚長差，膝蓋軟骨軟化症，膝脱臼），四肢末梢の異常（巨指症，皺のある足底，尖足）
⑤ 脳梁の部分的発育不全，脳室拡大
CLOVE(S)syndrome も PROS の疾患概念に含まれる．鑑別を要す疾患にクリッペル・トレノネー症候群，プロテウス症候群，hyperplasia-multiple lipomatosis が挙げられる．

## CM–AVM syndrome
## （capillary malformation–arteriovenous malformation syndrome）

2003 年に Eerola らは遺伝性毛細血管奇形を有する 17 の家族群で *RASA1* 遺伝子異常をスクリー

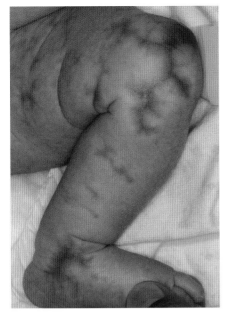

図 5. 網状の CM に一致して皮下脂肪の萎縮に
よる陥凹や皺，真皮メラノサイトーシスを
認める.

ニングし，6 家族から *RASA1* 遺伝子異常を同定
した．常染色体優性遺伝である.

　CM は家族性を示すことが多く，以下の特徴が
ある[14]〜[16]．ピンクから暗い赤色，境界は明瞭で，
周囲にハロー（白色）を伴うことがある．不規則な
位置に多発性に存在し，流速の早い部位もある.
孤発性の発症もある．動静脈奇形の解剖学的な位
置と関係ない部位にも CM が出現する．身体所見
（熱感，腫脹，拍動を触れる，スリルを聴取するな
ど）を丁寧にとり，非典型的な CM の場合，頭蓋
内や頸部の動静脈奇形・動静脈瘻のスクリーニン
グのために CT angiography，MR angiography を
行う[14]〜[16].

### 先天性血管拡張性大理石様皮斑
### (cutis marmorata telangiectatica
### congenita；CMTC)

　1922 年に Van Lohuizen によって記述がされ
た．四肢・体幹に多く見られる．皮膚表面で拡張
する毛細血管と静脈に起因する．皮膚潰瘍，カ
フェオレ母斑，真皮メラノサイトーシス，皮下脂肪
や筋肉の形成不全を合併することがある（図 5）.

後述の cutis marmorata（大理石様皮膚）と異な
り，加温しても皮膚色調異常は消退しない[17][18].
孤発性に発症する．頻度として 300 例ほどの報告
があるが，症状が軽度で治療の必要がないため診
断に至らない症例が多いと考えられる．典型例で
は皮膚症状は年齢とともに改善し思春期に消退す
る．拡張血管の一部や筋肉，軟部組織の萎縮が残
ることがある[17][18].

　鑑別を要す疾患として，CM，乳児血管腫（乳児
血管腫），カウデン病，クリッペル・トレノネー症
候群，cutis marmorata（大理石様皮膚）などが挙げ
られる．なお，cutis marmorata（大理石様皮膚）
は，皮膚が低温にさらされるとピンクがかった青
色のまだらや大理石様の外観を呈する状態を指
し，子供の約 50% に発生し，一般的に生後 2 か月
頃に消退する．通常，復温によって正常な外観と
なる．Cutis marmorata（大理石様皮膚）であれば，
治療の必要はない.

### 巨脳症-毛細血管奇形症候群
### (Megalencephaly-capillary malformation syndrome；
### Megalencephaly-capillary malformation-
### polymicrogyria)

　巨脳症-毛細血管奇形症候群は，大頭に加えて
多小脳回，CM，過成長，指趾奇形，結合組織異
常などを認める症候群である[19]．症例蓄積がまだ
少ないこと，症状にも遺伝子異常にも幅があるこ
とから確定診断が難しい．悪性腫瘍の合併につい
て一定の見解はない．以前は Macrocephaly-cutis
marmorata telangiectatica congenita の病名が用
いられていたが，本症候群で見られる皮膚病変は
CM であり，大理石様皮斑ではない．PROS に属
する疾患とされる[20]．頻度は不明であるが，発達
遅滞を伴う大頭の児に一定数含まれると考えられ
る．臨床所見を以下に記す.

#### ① 中枢神経系症状が主要な症状となる
- 頭囲拡大（頻度 85〜100%）：生下時から頭囲が
大きく，生後も頭囲拡大が見られる．大脳や小
脳の肥大により大頭になる．閉塞性の水頭症か

ら大頭が進行することがある.

- 精神運動発達遅滞(60〜90%):発達遅滞の程度は様々である.
- てんかん:多小脳回が原因と考えられる.てんかん手術を要することがある.
- ハイポトニア(17〜92%):乳児から見られ成長とともに改善する.

### ② 皮膚症状

- CM(82〜100%):表在性,網目状の CM が全身どこにでも見られる.口唇上部正中が特徴的である(58〜86%).入浴時や啼泣時など毛細血管が拡張すると顕著になる.一方,毛細血管拡張時以外は目立たず,軽微なこともあるので,注意を要する.
- 皮膚の過伸展(33〜100%):結合組織の異常と考えられている.

### ③ その他の症状

過成長・四肢・顔面・頭部の非対称(69〜100%),多指症・合指症(42〜67%),先天性心疾患(心室中隔欠損症,心房中隔欠損症,ファロー四徴症など)を認める.不整脈による突然死の報告もある.

画像所見として,頭部MRIで多小脳回をはじめとする脳回異常,脳室拡大,小脳扁桃下垂,脳梁の肥大,大脳白質病変を認める.小児慢性特定疾病の対象疾病である.

### 謝 辞

本稿は,『血管腫・血管奇形・リンパ管奇形診療ガイドライン 2017』,第 3 章 総説 2.各論 p.144,「2.毛細血管奇形」,ならびに,p167,「7.脈管奇形症候群」を参考にした.ガイドライン執筆に携わった多くの先生方,特に,おゆみの中央病院形成外科の力久直昭先生に深謝します.

### 参考文献

1) Wassef, M., et al.:Vascular anomalies classification:recommendations from the international society for the study of vascular anomalies. Pediatrics. **136**(1):e203-e214, 2015.

2) Gloviczki, P., Driscoll, D. J.:Klippel-Trenaunay syndrome:current management. Phlebology. **22**:291-298, 2007.

3) Oduber, C. E., et al.:Klippel-Trenaunay syndrome:diagnostic criteria and hypothesis on etiology. Ann Plast Surg. **60**:217-223, 2008.

4) Redondo, P., et al.:Diagnosis and management of extensive vascular malformations of the lower limb:part Ⅰ. Clinical diagnosis. J Am Acad Dermatol. **65**:893-906, 2011.

5) Ziyeh, S., et al.:Parkes Weber or Klippel-Trenaunay syndrome? Non-invasive diagnosis with MR projection angiography. Eur Radiol. **14**:2025-2029, 2004.

6) Dubois, J., Alison, M.:Vascular anomalies:what a radiologist needs to know. Pediatr Radiol. **40**:895-905, 2010.

7) Comi, A. M.:Presentation, diagnosis, pathophysiology, and treatment of the neurological features of Sturge-Weber syndrome. Neurologist. **17**:179-184, 2011.

8) Welty, L. D.:Sturge-Weber syndrome:a case study. Neonatal Netw. **25**:89-98, 2006.

9) Dutkiewicz, A. S., et al.;Groupe de Recherche Clinique en Dermatologie Pédiatrique. A prospective study of risk for Sturge-Weber syndrome in children with upper facial port-wine stain. J Am Acad Dermatol. **72**(3):473-480, 2015.

10) Wiedemann, H. R., et al.:The proteus syndrome. Partial gigantism of the hands and/or feet, nevi, hemihypertrophy, subcutaneous tumors, macrocephaly or other skull anomalies and possible accelerated growth and visceral affections. Eur J Pediatr. **140**:5-12, 1983.

11) Biesecker, L. G., et al.:Proteus syndrome:diagnostic criteria, differential diagnosis, and patient evaluation. Am J Med Genet. **84**:389-395, 1999.

12) Sapp, J. C., et al.:Newly delineated syndrome of congenital lipomatous overgrowth, vascular malformations, and epidermal nevi(CLOVE syndrome)in seven patients. Am J Med Genet A. **143**:2944-2958, 2007.

13) Alomari, A. I.:Characterization of a distinct syndrome that associates complex truncal overgrowth, vascular, and acral anomalies:a descriptive study of 18 cases of CLOVES syndrome. Clin Dysmorphol. **18**:1-7, 2009.

14) Eerola, I., et al. : Capillary malformation-arterio-venous malformation, a new clinical and genetic disorder caused by RASA1 mutations. Am J Hum Genet. **73** : 1240-1249, 2003.

15) Revencu, N., et al. : RASA1 mutations and associated phenotypes in 68 families with capillary malformation-arteriovenous malformation. Hum Mutat. **34** : 1632-1641, 2013.

16) Behr, G. G., et al. : CM-AVM syndrome in a neonate : case report and treatment with a novel flow reduction strategy. Vasc Cell. **4**(1) : 19, 2012.

17) Ponnurangam, V. N., Paramasivam, V. : Cutis marmorata telangiectatica congenita. Indian Dermatol Online J. **5** : 80-82, 2014.

18) NORD〔homepage on the Internet〕. Danbury : National Organization for Rare Disorder. Cutis Marmorata Telangiectatica Congenita. Years Published 1994, 2002, 2005, 2009, 2012, 2015. Available at : https://rarediseases.org/rare-diseases/cutis-marmorata-telangiectatica-congenita Accessed January 31, 2023.

19) 巨脳症―毛細血管奇形症候群 概要―小児慢性特定疾病情報センター（shouman.jp）https://www.shouman.jp/disease/details_next/11_03_011/

20) Park, H. J., et al. : Detailed analysis of phenotypes and genotypes in megalencephaly-capillary malformation-polymicrogyria syndrome caused by somatic mosaicism of PIK3CA mutations. Orphanet J Rare Dis. **15**(1) : 205, 2020.

大好評書の改訂版!!

好評

イチからはじめる
# 美容医療機器の理論と実践
改訂第2版

著 宮田成章

みやた形成外科・皮ふクリニック　院長

2021年4月発行　B5判　オールカラー
定価7,150円(本体価格6,500円＋税)

第1版発売から8年。
目まぐるしく変わる美容医療機器の情報を刷新し、新項目として
「ピコ秒レーザー」や「痩身治療」についてを追加しました。
イマイチわからなかったレーザー、高周波、超音波の仕組み・
基礎から臨床の実際までを幅広く、丁寧に扱う本書。
これから美容医療を始める方はもちろん、すでに美容医療を行って
いる方々にも読んでいただきたい教科書です。
第1版で好評だったコラムやページの各所にあるこぼれ話も、
さらに充実!

## 主な目次

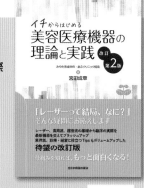

詳しい目次はこちら

 全日本病院出版会　〒113-0033　東京都文京区本郷3-16-4　Tel：03-5689-5989
www.zenniti.com　Fax：03-5689-8030

PEPARS　No.194：9-14, 2023

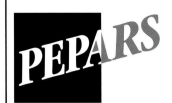

◆特集／あざの診断と長期的治療戦略

# 毛細血管奇形：
# 体表の毛細血管奇形に対する治療戦略

武田玲伊子[*1]　野村　正[*2]

**Key Words**：毛細血管奇形(capillary malformation；CM)，色素レーザー(pulsed dye laser；PDL)，切除術(resection)，再建術(reconstruction)

**Abstract**　毛細血管奇形(capillary malformation；CM)は，拡張した毛細血管の集簇からなる脈管形成異常である．生下時より平坦な赤色色素斑として存在するが，成人になると徐々に暗赤色や暗紫色となり，組織が肥大し，骨変形を生じることもある．CM に対しては，パルス可変式色素レーザー(pulsed dye laser；PDL)が第一選択の治療法として普及しており，本邦で保険適用である．通常，複数回の PDL 照射を要し，乳幼児期の早期より PDL 照射を開始することが望ましい．
　当科の初回治療では 10 mm スポット径，パルス幅 1.5～3 msec，照射エネルギー密度 7～8 J/cm$^2$，皮膚冷却装置を使用した pulse stacking 法を行い，紫斑形成を照射時の指標とする．治療効果は 3 か月後に判定し，繰り返し照射を行うが，0.5 J/cm$^2$程度照射エネルギー密度を上げるか，パルス幅を短くして段階的に設定を変更し，同一部位の照射は 10 回程度を目安としている．一方，肥大化した CM では PDL 照射は効果が乏しく，必要に応じて手術加療を検討する．

## はじめに

　赤色の色素班，いわゆる"赤あざ"として知られる毛細血管奇形(capillary malformation；以下，CM)は，脈管奇形の1つとされ，拡張した毛細血管の集簇からなる脈管形成異常である．生下時より平坦な赤色色素斑として存在するが，前額部や眉間(サーモンパッチ)，眼瞼病変や項部(ウンナ母斑)などの一部の病変を除いて自然消退することはなく，経年的に身体の成長に比例して面積が拡大する．成人になると徐々に暗赤色や暗紫色となり，組織が肥大し，骨変形を生じることもある(図1)．現在，CM に対してはパルス可変式色素レーザー(pulsed dye laser；以下，PDL)が第一選択の治療法として普及しており，本邦で保険適用である．一方，肥大化した CM では PDL 照射治療は効果

*1 Reiko TAKEDA，〒650-0017　神戸市中央区楠町 7-5-2　神戸大学大学院医学研究科形成外科学，特命助教
*2 Tadashi NOMURA，同，准教授

が乏しく，必要に応じて手術加療を検討する．

## CM に対するレーザー治療

　CM に対するレーザーとして1990年代に使用されていたのは，波長 585 nm，パルス幅 0.45 msec と固定の短パルス幅を持つ色素レーザーであった．乳児血管腫，CM に対する治療として広く普及したが，深部病変の残存が問題となり，より深達度の高い波長(可視光線領域では波長が長いほど深達度が高いとされる)や高い照射エネルギー密度，長いパルス幅の必要性が唱えられ，波長 595 nm，パルス幅が変更可能な PDL が開発された．レーザー機器としては Vbeam®(シネロン・キャンデラ社)や Cynergy J®(サイノシュアー社)などがこれに該当する．595 nm のレーザー光は赤血球内のヘモグロビンに選択的に吸収され，熱変換することで血管内壁が熱破壊されて血管を閉塞させるという機序で CM を改善させる．その際，血管周囲組織へは熱損傷を及ぼさないように，照射出力，パルス幅を適切に設定する必要が

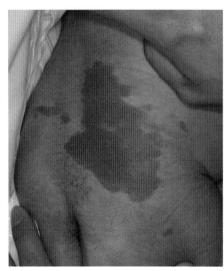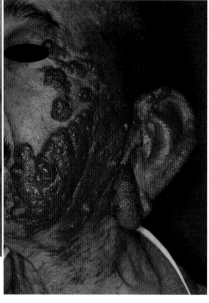

図 1.
CM の経年変化
 a：平坦な赤色色素斑として
  存在する CM（0 歳児腰部）
 b：成人の肥大した CM 例.
  耳介腫大も見られる.

ある．また，表皮損傷を軽減する目的で皮膚冷却装置の開発も進み，Vbeam® には冷却ガスを用いる dynamic cooling device（以下，DCD™）が搭載され，その後継機である Vbeam Ⅱ®（シネロン・キャンデラ社）にも採用されている．

本稿では，現在当院で行っている Vbeam Ⅱ® による CM 治療について，診療の実際を交えながら概説する．

### 1．レーザー治療開始時期

CM では通常複数回の PDL 照射を要し，乳幼児期の早期より PDL 照射を開始することが望ましい．理由としては，乳幼児であるほど皮膚が薄くレーザーの深達がよいことやレーザー照射後の治癒が早いこと，色素沈着が少ないことなどから早期治療を支持する意見があり[1][2]，我々も早期照射を行っている．

当院では生後1〜4か月前後の紹介患者が多く，外来で PDL 照射を開始している．

### 2．インフォームドコンセントと事前処置
### A．インフォームドコンセント

PDL 照射は侵襲を伴う治療であり，以下について説明し，本人もしくは保護者から同意を得ることが望ましい[3]．治療は複数回必要であること，CM では治療効果に限度があり，完全に消失することは困難な場合が多いこと，合併症として炎症後色素沈着，色素脱失，潰瘍とその後の瘢痕形成が起こり得ること，再発の可能性があることについ

いて強調している．

### B．マーキングと写真撮影

照射部位と照射条件，その直後の反応（紫斑形成の有無など）をカルテに記載する．患部の写真（照射前ならびにマーキングした照射部位）を撮影して，レーザー効果判定に使用する．

### 3．麻酔方法

年齢や部位，照射面積により無麻酔，表面麻酔，全身麻酔を選択する．小児の小範囲例や成人例は，外用局所麻酔剤を用いた表面麻酔で，外来での照射を行っている．外用麻酔剤として貼付型（ペンレス®：マルホ）や塗布型（エムラ® クリーム：佐藤製薬）があるが，当院ではエムラ® クリームを使用することが多い．小児においてはエムラ® クリームの最大塗付量と最大塗付時間に注意し，重大な副作用としてメトヘモグロビン血症が起こり得る点についてはその治療法（メチレンブルー投与など）とともに知っておかなければならない．表面麻酔を選択した際，血管拡張効果により色調が薄くなるため，あらかじめ照射部位をマーキングしておくことが必須である[4]．体動が激しく協力の得られない3歳から小学校高学年程度までは，極小範囲の照射を除き，全身麻酔下での照射も検討する．CM に対する全身麻酔については麻酔導入後の血圧低下とともに赤色斑が薄くなるため，治療効果が低くなるとの指摘がある[5]．一方，色調改善率は全身麻酔群の方が無麻酔群よ

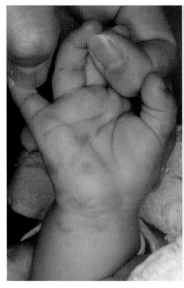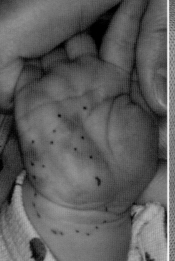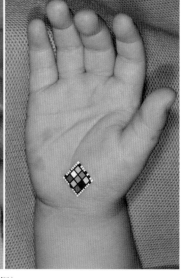

a | b | c

図 2. 右手掌〜手関節 CM (0 歳, 男児)

a：初診時

b：PDL（Vbeam Ⅱ® スポット径 10 mm, パルス幅 1.5 msec, エネルギー照射密度 8.0 J/cm², DCD 40/20 msec）から開始し, 照射出力を 0.5 J/cm² ずつ上げて 3 か月に 1 回, 合計 5 回照射した.

c：治療後. 色調は改善している.

りも有意に高かったという報告もあり[6], 統一された見解はない.

### 4. 照射の実際

PDL 照射の経験が少ない医師が迷うのは, 照射条件の設定であると考えられる. 設定しなければならないのは, スポットサイズ, パルス幅, 照射エネルギー密度, pulse stacking の有無とその程度, 皮膚冷却装置（DCD™）である.

Vbeam Ⅱ® が登場する前の Vbeam® では 10 mm スポットの最大照射エネルギー密度は 7.5 J/cm² で不十分な症例もあったが, Vbeam Ⅱ® では 10 J/cm² となり, より高出力での治療が効率的に可能となった. また, レーザー光の深達性は波長で決まるが, スポットサイズが大きくなれば, より深部まで熱変性が及ぶ[7]ため, 同じ照射エネルギー密度でもスポットサイズを大きくすることで, より深部の病変の治療が可能となった. 言い換えれば, 大口径を用いると照射エネルギー密度を低く設定することが可能であり, 表皮への副作用を軽減できる利点がある[8]. 当科では 10 mm スポットを標準とし, 10 J/cm² より高い照射エネルギー密度を要する時は 7 mm スポットを用いている.

パルス幅に関しては, Vbeam Ⅱ® では 0.45,

1.5, 3, 6, 10, 20, 30, 40 msec の 8 種類があり, パルス幅を短くすればピークパワーが上昇し, 治療効果が高まるが, 表皮損傷の可能性も高まる. 一方, パルス幅を長くするとより口径の太い血管に有効であるが, ピークパワーに限界が生じ[9], 治療効果が得られないことも多い. 当科では, 初回治療では 10 mm スポット, パルス幅 1.5〜3 msec, 照射エネルギー密度 7〜8 J/cm² 程度で開始している. 紫斑形成を照射時の指標とし, 3 か月に 1 回診察し, 治療効果を確認しながら 0.5 J/cm² 程度ずつ出力を上げている. 1.5 msec や 3 msec で反応が悪い場合は, 0.45 msec にパルス幅を設定するが, 表皮損傷に十分に注意する.

CM に対する PDL 照射では, 隣接部位と重ねて照射する pulse stacking 法を基本としている[10]. この手技を用いるとより高い深達性が得られ, より高い治療効果が得られるとされる. Vbeam® では 50% 程度重複させていたが, Vbeam Ⅱ® 導入後は 20% 程度にとどめている. Pulse stacking 法を用いた場合, 同一部位への連続照射となるため, 表皮損傷を伴いやすく, 皮膚冷却装置（DCD™）を 40/20 msec もしくは 30/20 msec に設定して使用している（図 2）.

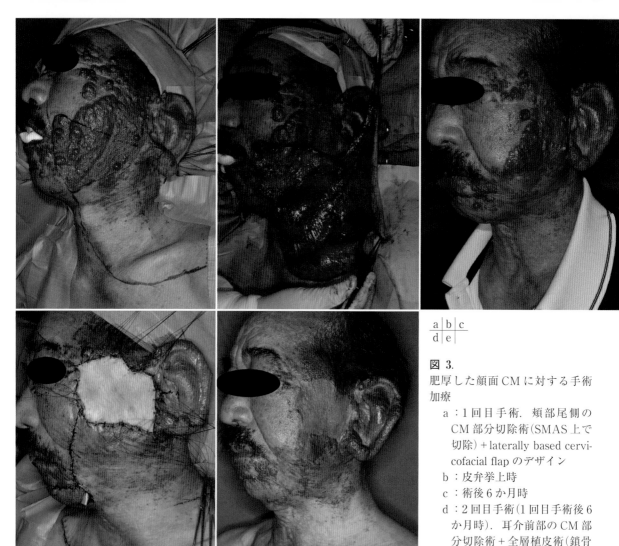

a | b | c
---|---|---
d | e |

**図 3.**
肥厚した顔面 CM に対する手術
加療

  a：1回目手術．頬部尾側の
    CM 部分切除術（SMAS 上で
    切除）＋laterally based cervi-
    cofacial flap のデザイン
  b：皮弁挙上時
  c：術後 6 か月時
  d：2回目手術（1回目手術後 6
    か月時）．耳介前部の CM 部
    分切除術＋全層植皮術（鎖骨
    部より採皮）
  e：1回目手術から 1 年 11 か月

### 5．PDL 照射後の管理

　照射部は，1週間程度ステロイド含有軟膏を塗布する．また，その後のヘパリン類似物質クリーム（ヒルドイド®クリーム）などによる保湿および遮光について保護者に指導する．

　同一部位の照射は10回程度を目安とし，改善傾向が乏しければ，一旦 PDL 照射を中断することも検討する．中断している間に色調が濃くなることがあり，その場合は年1〜2回程度，維持療法としての PDL 照射を検討する．

### 6．PDL 照射の合併症

　炎症後色素沈着（post inflammatory hyperpig-mentation；PIH）は体幹や四肢（特に肘，膝の伸側や大腿内側近位など）で生じやすい．通常6か月程度で改善するが，上記部位ではこれよりも時間がかかることもある．PIH が改善してから次の照射を行うのがよい．

　遷延性発赤は照射後に赤みが増した状態が続き，多くは皮膚の乾燥に伴う炎症で，冬季に生じやすく赤みが改善するのに時間を要する．少なくとも6か月はレーザー照射を中止するとともに保湿クリーム塗布を徹底する[11]．

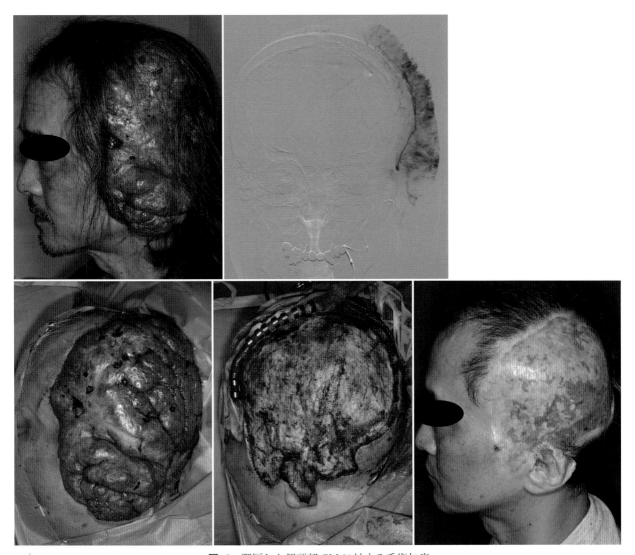

a | b
c | d | e

図 4. 肥厚した側頭部 CM に対する手術加療
　a：初診時．耳垂以外の耳介は CM に覆われている．
　b：血管内治療（塞栓術）．摘出術前日，病変に流入する浅側頭動脈，後頭動脈，後耳
　　　介動脈に対する塞栓術を施行
　c：CM 摘出術開始時
　d：CM 摘出直後（側頭筋固有筋膜上で切除）．耳介には分層植皮術，その他には人工
　　　真皮貼付とした．術後 21 日目，人工真皮上に分層植皮術を施行した．
　e：術後 1 年 3 か月時．一部に再発が見られる．

## CM に対する手術加療

　肥大化した CM では PDL 照射は効果が乏しく，必要に応じて手術加療を検討する．手術加療としては，部位や範囲に応じて部分切除術もしくは全摘術を行うが，術前に CT アンギオグラフィーや MR アンギオグラフィーで血行動態を評価し，術中出血コントロール目的に放射線科に術前血管内治療（塞栓術）を依頼することも検討する．欠損範囲が大きくなる場合，局所皮弁術や全層植皮術を用いて再建する（図 3，図 4）．全摘術を行っても再発する症例もあるため，慎重な経過観察を要する．

**参考文献**

1) Chapas, A. M., et al.：Efficacy of early treatment of facial port wine stains in newborns：a review of 49 cases. Lasers Surg Med. **39**：563-568, 2007.

2) Jeon, H., et al.：Pulsed dye laser treatment of port-wine stains in infancy without the need for general anesthesia. JAMA Dermatol. **155**：435-441, 2019.

3) 野村　正：毛細血管拡張症の標準的レーザー治療．皮膚科医・形成外科医のためのレーザー治療スタンダード．河野太郎編．160-169，羊土社，2017．

4) 野村　正，江尻浩隆：【形成外科領域におけるレーザー・光・高周波治療】毛細血管奇形（単純性血管腫）の標準的レーザー治療．PEPARS. **111**：1-9，2016．

5) 横尾和久ほか：【形成外科領域でのレーザ】単純性血管腫のレーザー治療．日レ会誌．**36**：73-76，2015

6) 王丸陽光ほか：小児の顔面毛細血管奇形の色素レーザー治療で全身麻酔が治療効果に与える影響についての検討．形成外科．**62**：662-669, 2019．

7) 河野太郎：レーザー治療—機器の進歩に期待—．もう迷わない　血管腫・血管奇形　分類・診断と治療・手技のコツ．尾﨑　峰編．72-78，克誠堂出版，2020．

8) 葛西健一郎：【血管腫・血管奇形の治療 update】毛細血管奇形に対する色素レーザー治療戦略．MB Derma. **254**：29-38，2017．

9) 野村　正ほか：小児を対象とした毛細血管奇形（単純性血管腫）に対する色素レーザー治療．日レ医誌．**42**：18-22，2021．

10) Rohrer, T. E., et al.：Does pulse stacking improve the results of treatment with variable-pulse pulsed-dye lasers? Dermatol Surg. **30**：163-167, 2004．

11) 野村　正：【レーザー治療の専門医に聞く！皮膚科レーザー治療—基本手技と実臨床でのコツ—】色素レーザーによる体表血管性病変の治療—毛細血管拡張症と毛細血管奇形を中心に—．MB Derma. **328**：31-39，2022．

PEPARS　No.194：15-21，2023

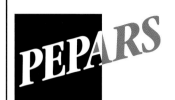

◆特集／あざの診断と長期的治療戦略

**乳児血管腫：**
# プロプラノロール内服療法

桑原広輔[*1]　朴　修三[*2]

**Key Words**：乳児血管腫(infantile hemangioma)，プロプラノロール(propranolol)，βブロッカー(β-blocker)，PHACE 症候群(PHACE syndrome)，LUMBAR 症候群(LUMBAR syndrome)

**Abstract**　　現在，プロプラノロール内服療法は乳児血管腫の合併症もしくはその予防に対する第一選択となっている．命に関わる，機能障害をきたす，または永続的な醜形を残すなどのリスクがあるものに対し適応となるが，一定の治療効果を得るためにはいくつかの点に留意する必要がある．① 病変部位による機能障害や永続的な醜形のリスクを予想し治療適応を決めること，② 生後 3〜4 か月目までの急な増大を抑えるためにより早期に開始すること，③ 低血糖をはじめとした重篤な副作用に注意して安全に導入すること，④ 再増大をきたさないよう 1 歳頃まで継続すること，などが挙げられる．本稿では我々の行っているプロプラノロール内服療法の実際について述べ，最大限効果を得られるためのコツについて出来るだけ詳細に紹介する．

## はじめに

　乳児血管腫(以下，IH)は日本人乳児の約 1.7% に見られるとされ[1]，生後 3〜4 か月目まで急速に増大し 10〜12 か月目にピークを越え徐々に退縮するといった特徴的な経過を辿る．多くの場合，IH の病変は小さく自然に消失するため問題とならない．しかし，大きさや病変の存在部位によっては機能障害や永続的な醜形を残すなどのリスクがあり，さらには生命に関わる可能性もあるので，治療を必要とすることも稀ではない．2008 年 Labrèze らにより初めて報告された IH に対するプロプラノロール内服療法[2]は，血管収縮，血管新生阻害，アポトーシス誘導などが作用機序と考えられ，結果として IH に対する強力な縮小効果

*1　Kosuke KUWAHARA，〒420-8660　静岡市葵区漆山 860　静岡県立こども病院形成外科，医長
*2　Susam PARK，同

を示した．その後，世界各国より優れた治療成績が多数報告され，現在では IH に対する第一選択の治療方法となっている[3][4]．当院では 2010 年より倫理委員会の承認のもと IH に対するプロプラノロール内服療法を開始しており，これまでその良好な治療結果について報告してきた[5][6]．本邦においては 2016 年 9 月にヘマンジオル® シロップ(マルホ製薬)(図 1)が厚労省の認可を受け薬価収載され，保険治療が可能となった．本稿では当院で行っているプロプラノロール内服療法の実際について述べる．

## 適　応

### 1．適応基準と部位

　プロプラノロール内服治療の適応は，IH が原因で表 1 に示す状態を認める場合としている．

　これらはいずれも 2019 年に American Academy of Pediatrics(AAP)から発刊された Clinical Practice Guideline for the Management of Infantile Hemangiomas[7]における高リスク群に相当す

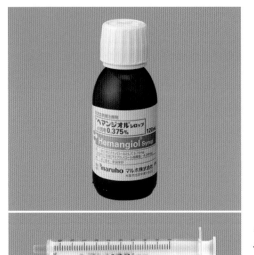

◀図 1.
ヘマンジオル® シロップ
(マルホ製薬 HP より引用)

表 1. プロプラノロール内服治療の適応

| プロプラノロール内服を考慮する状態 |
| --- |
| ① 生命を脅かす合併症 |
| ② 機能障害，またはそのリスク |
| ③ 潰瘍形成，またはそのリスク |
| ④ 永続的な瘢痕または醜状を残す恐れ |

表 2. 適応基準の具体例

| | 部位と特徴 | リスク |
| --- | --- | --- |
| ① | 眼周囲，口唇，口腔内 (特に 1 cm 超) | 遮断弱視，斜視，不同視，乱視，摂食障害など |
| ② | 顔面・頭皮・手などの露出部，女児の乳房 (特に 2 cm 超) | 瘢痕化，永続的な醜形，脱毛 |
| ③ | 頸部，腋窩，会陰部，肛門周囲，口唇などの分節型病変 | 潰瘍形成 |
| ④ | あごひげ状に分布する分節型病変 (特に 5 cm 超) | 気道閉塞，PHACE 症候群などの構造異常，潰瘍形成 |
| ⑤ | 5 つ以上ある皮膚病変 | 肝血管腫，心不全，甲状腺機能低下症 |
| ⑥ | 腰仙部や殿裂の分節型病変 | LUMBAR 症候群などの構造異常，潰瘍形成 |
| ⑦ | 四肢の分節型病変 | 潰瘍形成，瘢痕化，永続的な醜形 |

※分節型 (segmental) とは，病巣中心が単一の限局型 (localized) に比し，1 か所の解剖学的部位に斑状に広がる比較的大きな病変を言う.

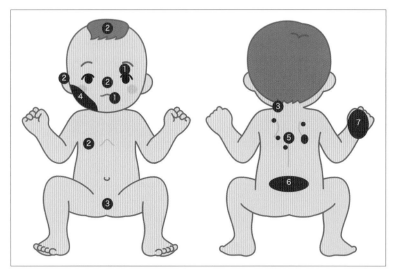

図 2.
表 2 に対応する部位の図

るものであり，現在当院ではこれを踏襲して適応基準としている (表 2，図 2)．主に気道など生命維持に関連するもの，眼部や口腔内など機能障害に関連するもの，顔をはじめとする露出部の醜形に関連するもの，関節部や荷重部など潰瘍形成に関連するものなどが挙げられる．またこれらの中には頭頸部の血管や大動脈の異常を伴う PHACE 症候群や脊髄の異常を伴う LUMBAR 症候群といった重大な構造異常を伴う状態なども含まれ，プロプラノロールの内服が安全に行えないケースもあ

**表 3.** 除外する基準

| プロプラノロール内服が適さない状態 |
|---|
| ① 心不全，洞性徐脈，房室ブロック，重度の低血圧 |
| ② 気管支喘息，気管支痙攣 |
| ③ 脳血管や大動脈の構造異常，またはそのリスク |
| ④ 末梢循環障害 |
| ⑤ 褐色細胞腫 |
| ⑥ 異型狭心症 |
| ⑦ プロプラノロールに対し既知の過敏症 |
| ⑧ 修正週齢 5 週未満（※生命維持困難や機能障害が明らかな場合は適応を検討） |

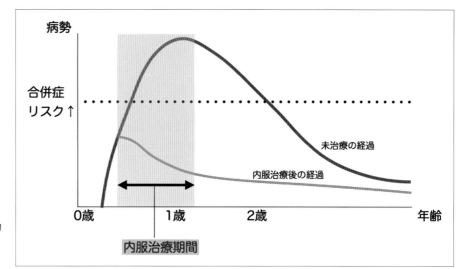

図 3.
内服治療期間と合併症リスクの軽減

るため，これらの診断には画像検査が必須であり，特に注意を要する．また整容性については保護者の希望を十分考慮し，リスクとベネフィットを十分にお話しした上で治療介入を決定する．保護者が望まない場合に無理に薦めるべきではないし，また軽微な病変であっても治療希望が強い場合にはレーザー治療などの他の治療があることもお話しすべきである．

**2．除外する基準**

当院ではヘマンジオル® シロップの添付文書とAAP のガイドラインに則り表 3 に示す例を除外対象としている．

**3．内服開始時期**

内服療法の安全性の観点から，生命を脅かす合併症や機能障害をきたすことが明らかな場合を除き，修正週齢 5 週に達するまで待ってから治療介入している．

IH の一般的な経過では生後 3~4 か月目まで急速に増大するため，その期間での合併症・後遺症の発生や増悪が最も危惧される．そのため遅くとも 5 か月齢以前までには内服療法を開始するように努めている．図 3 は理想的な治療期間とそれによる合併症リスクを軽減できる経過のイメージ図である．6 か月齢以降に初診した患者への適用はその都度リスクとベネフィットを検討して決定している．実際には機能障害や潰瘍形成などの合併症がなく，増大がプラトーに達しているもしくは少しでも退縮傾向のある例では内服療法は行わず，レーザー治療などを提案しつつ経過観察している．また現在では IH の疾患概念や当治療の認識が広まったことで，初診の時期が早くなり介入がしやすくなった背景もあり，当院では 10 か月齢以降で内服を開始することは稀である．

表 4. 内服治療で起こり得る副作用

| 重篤なもの | 低血糖, 低血圧, 徐脈, 気管支痙攣 |
|---|---|
| その他 | 睡眠障害, 四肢冷感, 消化管症状, 気管支過敏症, 喘鳴など |

表 5. 当院における入院中の治療スケジュール

| | 初日(入院日) | 2 日目 | 3 日目 | 4 日目(退院日) |
|---|---|---|---|---|
| 検 査 | 心電図, 胸腹 Xp, 胸部聴診(異常あれば心エコー) | なし | なし | なし |
| 用 量 | 0.5 mg/kg/日 | 1 mg/kg/日 | 1 mg/kg/日(同量) | 2 mg/kg/日 |
| 内服時間 | 13 時, 19 時 | 7 時, 19 時 | 7 時, 19 時 | 7 時 |
| 血糖バイタル測定 | ① 13 時(内服前), ② 15 時, (③ 19 時(内服前), ④ 21 時) ※②の血糖 80 未満で ③④ を施行 | ① 7 時(内服前), ② 9 時, (③ 19 時(内服前), ④ 21 時) ※②の血糖 80 未満で ③④ を施行 | ① 7 時(内服前), ② 9 時, (③ 19 時(内服前), ④ 21 時) ※②の血糖 80 未満で ③④ を施行 | ① 7 時(内服前), ② 9 時 ②で異常なければ退院可 |

表 6. 当院における入院中の指示

| 心電図+SpO₂モニター | HR<90 bpm, SpO₂<95%で Dr. Call | 保護者不在時, 夜間入眠中は常に装着 |
|---|---|---|
| 低血糖時 | 血糖値<70 mg/dL で内服スキップ | 経口摂取(ミルク)を進めて 1 時間後再検 |
| | 血糖値<60 mg/dL で内服スキップ+Dr. call | 経口摂取(ミルクか 20%グルコース 20 mL)を進めて 20 分後再検 経口摂取不可なら 20%グルコース 20 mL を静注し 20 分後再検 |

## 副作用への対応と実際の治療プロトコル

### 1. 副作用とその対応

#### A. 副作用

報告の多い副作用を表4に示す. これらはβアドレナリン受容体遮断作用に関連するものが多い. 低血糖についてはグリコーゲン分解および糖新生に影響を及ぼすためと考えられている[8]. 低血糖に見られる早期の臨床的特徴は, 発汗, 頻脈, 振戦, 不安げな表情などであり, 後期には無気力, 食欲不振, 無呼吸, 痙攣, 混迷, 意識消失などが見られ, これらはβ遮断作用との見分けがつきにくいことがある[9]. 過去の大規模なメタアナリシスでは投与例 5,862 例中, 1,945 例に有害事象が報告されている[10]. また AAP による検索では投与例 3,766 人中, 低血糖が 24 人, 低血糖性痙攣が 2 人報告されている. 当院では現在までにふらつき, 興奮・睡眠障害, 食欲不振などを認めた症例があるも, 一時的な投与中止や減量といった調整で問題は生じなかった.

### B. 副作用への対応

軽微な副作用であれば, 一時的な投与中止や減量にて問題とならないことが多い. 一方で臨床的に重大な徐脈, 低血圧, 低血糖のリスクについては常に留意すべきである. 過去の大規模な臨床試験の指針では修正週齢 5 週以上の乳児では外来投与開始を認めているが, 初回投与後 2 時間または用量増量時に, 診療所で心拍数の観血的聴診および血圧モニタリングが推奨されている[2]. また一般的に乳幼児では空腹状態が 8 時間以上続くと低血糖が発生しやすいとされ[11], 投与は授乳中(食事中)または授乳直後(食事直後)に行い空腹時や嘔吐時には投与を一時中断することを保護者に十分指導する必要がある. 当院ではより安全で確実なモニタリングと保護者の教育の観点から, 内服療法の導入(初回投与および目標用量までの増量)は原則入院にて行っている.

### 2. 治療プロトコル

#### A. 導入のための入院

当院での入院中の治療スケジュール(表5)および入院中の指示(表6)を紹介する. 内服の用法は

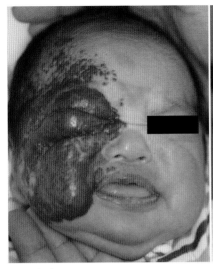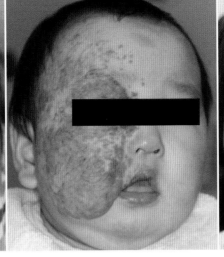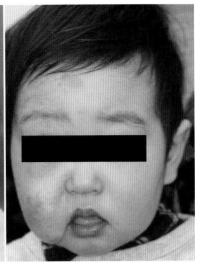

a | b | c

**図 4.** 症例 1
　　a：1 か月時（内服前）
　　b：8 か月時
　　c：2 歳 3 か月時（レーザー 3 回照射後）

分 2（朝夕）とし，用量は 0.5 mg/kg/日から開始し 2 日目，4 日目の朝に増量している．朝に増量する理由は内服後の経過が観察し易いためである．目標用量は 2 mg/kg/日としている．欧米のコンセンサスでは開始用量 1 mg/kg/日，目標用量 2～3 mg/kg/日が支持されているが，当院では安全性の観点から導入の時点では 3 mg/kg/日まで増量することはほぼない．これは副作用が発生し 1.5 mg/kg/日以上増量しなかった例でも一定の効果が得られたという経験的判断からそのようにしている．血糖値測定は朝の内服前と内服 2 時間後に行い，異常があれば適宜対応したのちその日の夕にも追加して内服前後の測定を行う．同室に保護者が不在の場合と夜間には心電図モニターと SpO₂ モニターを装着している．なお，当院では入院中の主科は小児血液腫瘍科である．

　**B．外来での継続治療**

　退院後は小児血液腫瘍科もしくは近隣の小児科に 1 か月ごとに外来受診し，副作用の有無の評価および体重増加に合わせた用量増量を行う．また，治療効果の乏しいと判断された場合には 0.2～0.3 mg/kg/日の増量をすることもある．形成外科には 2～3 か月ごとに外来受診し病変部の診察と写真撮影を行い，効果判定および追加治療の要否を判断している．プロプラノロールの内服期間は開始時期に関わらず，原則 1 歳までを目標としている．内服終了後の反跳作用による再増大（リバウンド）が，生後 12 か月未満（特に 9 か月未満）で投与を中止した患者に多いとの報告があるためである[12]．実際にはヘマンジオル® シロップは 1 瓶 120 mL であるので，1 歳を過ぎてこれを使い切った時点で終了としている．これによりほとんど問題となることはないが，著しい再増大が見られ内服を再開し 3 か月間継続して改善を得た症例を 1 例経験した．

　**代表的な症例**

　**症例 1**：著効した症例

　右顔面の開瞼困難および潰瘍形成を伴う分節型の大きな病変である．生後 1.5 か月より 1 歳までプロプラノロール 2 mg/kg/日を内服した．内服開始後直ちに退縮へ向かい，内服終了後に残存した赤みに対して，1 歳 6 か月より 3 か月おきにレーザー治療を 3 回行った．視力障害はなく，わずかに毛細血管拡張による赤みと頬部のたるみが残存している．

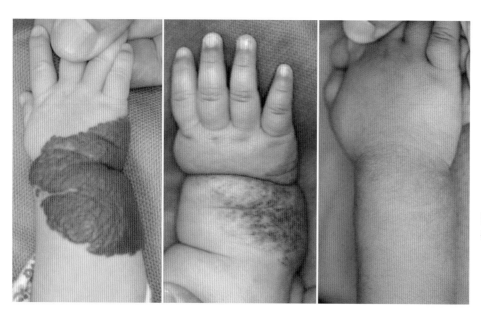

図 5.
症例 2
　a：3 か月時(内服前)
　b：8 か月時
　c：3 歳 1 か月時

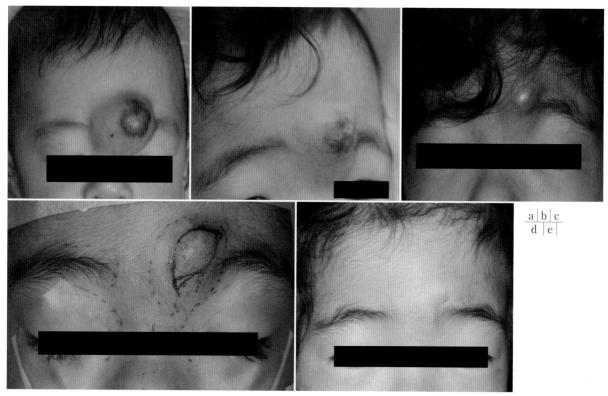

図 6. 症例 3
　a：8 か月時(内服前)　　b：1 歳 1 か月時(内服終了)　　c：2 歳時
　d：3 歳時(部分切除術)　　e：3 歳 6 か月時

　**症例 2：著効した症例**
　右手関節の分節型の病変である．生後 3 か月時より 1 歳 1 か月までプロプラノロール 2 mg/kg/日を内服した．内服後直ちに退縮へ向かい，潰瘍形成など合併症はきたさなかった．後遺症はほぼない．

　**症例 3：効果が不十分であった症例**
　眉間の腫瘤型(混合型)の病変である．治療介入が遅れ，生後 8 か月時より 1 歳 1 か月までプロプラノロール 2 mg/kg/日を内服した．若干の縮小は見られたものの，腫瘤が残存し醜形をきたした

ため 3 歳時に部分切除術を行った.

## まとめ

当院で行っている IH に対するプロプラノロール内服療法の実際について述べた. 本治療は IH の合併症を減らすためには第一に考慮されるべき最も有効な治療と言える. この薬をうまく使いこなすためには, 治療適応をよく吟味した上で, 副作用に十分に配慮しつつ, 急な増大をきたす以前の早期段階で介入することが肝要である. また内服治療後に残存した色調異常や膨らみなどの変形に対しては, レーザーや手術治療が有効な症例が見られた.

### 参考文献

1) Hidano, A., et al.：Statistical survey of skin changes in Japanese neonates. Pediatr Dermatol. **3**(2)：140-144, 1986.
   Summary 日本人新生児 5,387 人の皮膚疾患の有病率を検討した論文.
2) Léauté-Labrèze, C., et al.：Propranolol for severe hemangiomas of infancy. N Engl J Med. **358**：2649-2651, 2008.
   Summary 乳児血管腫に対するプロプラノロール内服治療の初めての報告.
3) Léauté-Labrèze, C., et al.：A randomized, controlled trial of oral propranolol in infantile hemangioma. N Engl J. **372**：735-746, 2015.
   Summary 460 人の乳児で行ったプロプラノロール内服療法のエビデンスレベルの高い RCT.
4) Léauté-Labrèze, C., et al.：Infantile haemangioma. Lancet. **390**：85-94, 2017.
   Summary 乳児血管腫全般についてまとめられた最も信憑性の高いレビューの 1 つ.
5) 木下佳保里ほか：苺状血管腫に対するプロプラノロール（βブロッカー）内服療法. 形成外科. **55**：

1197-1204, 2012.
6) 平野真希ほか：乳児血管腫に対するプロプラノロール内服療法の経験. 形成外科. **57**：665-673, 2014.
7) Krowchuk, D. P., et al.：Subcommittee on the management of infantile hemangiomas. Clinical Practice Guideline for the Management of Infantile Hemangiomas. Pediatrics. **143**(1)：e20183475, 2019.
   Summary 米国小児科学会における乳児血管腫の診療ガイドライン.
8) Breur, J. M., et al.：Hypoglycemia as a result of propranolol during treatment of infantile hemangioma：a case report. Pediatr Dermatol. **28**(2)：169-171, 2011.
   Summary 小児のプロプラノロール関連低血糖症の原因について考察された症例報告.
9) Holland, K. E., et al.：Hypoglycemia in children taking propranolol for the treatment of infantile hemangioma. Arch Dermatol. **146**(7)：775-778, 2010.
   Summary 小児のプロプラノロール関連低血糖症のレビューと注意喚起が記された論文.
10) Léauté-Labrèze, C., et al.：Safety of oral propranolol for the treatment of infantile hemangioma：a systematic review. Pediatrics. **138**(4)：e20160353, 2016.
   Summary 本治療における副作用に注目された大規模なメタアナリシス.
11) Sreekantam, S., et al.：How to use a controlled fast to investigate hypoglycaemia. Arch Dis Child Educ Pract Ed. **102**(1)：28-36, 2017.
   Summary 小児の空腹時のホルモン動態などについて言及された論文.
12) Shah, S. D., et al.：Rebound growth of infantile hemangiomas after propranolol therapy. Pediatrics. **137**(4)：e20151754, 2016.
   Summary リバウンドについて検討された大規模な多施設共同後ろ向きコホート研究.

PEPARS No.194：22-30, 2023

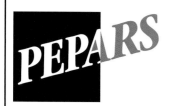

◆特集／あざの診断と長期的治療戦略

## 乳児血管腫：
# レーザー治療とプロプラノロールの併用療法

杉本貴子[*1]　西本あか奈[*2]　小川　令[*3]

Key Words：乳児血管腫(infantile hemangioma)，脈管性腫瘍(vascular tumor)，色素レーザー(long pulse dye laser)，プロプラノロール(propranolol)，併用療法(combination therapy)

**Abstract**　　乳児血管腫は乳児の約1%に発生する頻度の高い良性腫瘍である．生後2週間程度で出現し，生後3〜5か月までに急速に増大する．自然消退することが多いため長きにわたり経過観察されてきたが，緊急度分類により積極的な治療が必要な症例が明らかになってきた．気道や肝臓などの生命に危険を及ぼす可能性のある部位，眼周囲などの機能障害を引き起こす可能性がある部位，消退後も瘢痕が残る部位や腫瘤型の場合は積極的な治療が推奨される．従来は色素レーザー治療のみが保険適用であったが，2016年にプロプラノロール(ヘマンジオル® シロップ)内服も保険適用になり，乳児血管腫の治療は劇的に変化した．両者を併用することで治療期間を短縮し，副作用を最小限にすることができる．一方で，プロプラノロールは重大な副作用を引き起こす可能性があることに留意し，漫然と投与せず，患児家族への指導や注意喚起を継続する必要がある．

### はじめに

　乳児血管腫(以下，IH)に対する治療法は様々あるが，「早期から」「安全で」「適切な」治療介入が大切である．2016年にプロプラノロール(ヘマンジオル® シロップ)が保険適用となり，治療の選択肢が拡大した．一方で，プロプラノロールは重大な合併症を引き起こし得るため，慎重に投与する必要がある．患児の月齢や腫瘤型によって治療選択が異なるが，安全で適切な治療を選択する方法を含めて述べる．

---

[*1] Atsuko SUGIMOTO，〒113-8603　東京都文京区千駄木 1-1-5　日本医科大学付属病院形成外科・美容外科・再建外科

[*2] Akana NISHIMOTO，〒211-8533　川崎市中原区小杉町 1-383　日本医科大学武蔵小杉病院形成外科，助教

[*3] Rei OGAWA，日本医科大学付属病院形成外科・美容外科・再建外科，教授

### 概　要

　IH は ISSVA 分類の脈管奇形(vascular anomaly)のうち脈管性腫瘍(vascular tumors)に属し，血管内皮細胞の腫瘍性増殖または過形成に伴って出現する Glucose transporter-1(GLUT-1)陽性の良性腫瘍である[1)2)](図1)．生後2週間程度で出現し，生後3か月頃までに最終形態の80%まで急速に増大する．生後5か月頃までに増大は停止するが，1歳頃までは緩やかに増大し得る[3)4)]．増殖期(proliferating phase，1歳頃まで)，退縮期(involuting phase，5歳頃まで)，消失期(involuted phase，5歳以降)に分類され，時間経過とともにアポトーシスにより縮小するが，92%は4歳頃までに縮小を停止する[5)](図2)．IH の発生と増大は様々な成長因子とサイトカインの不均衡によるが，はっきりしたことは解明されていない[1)]．増殖期は血管内皮増殖因子(VEGF)の高発現が特徴的である[6)7)]．

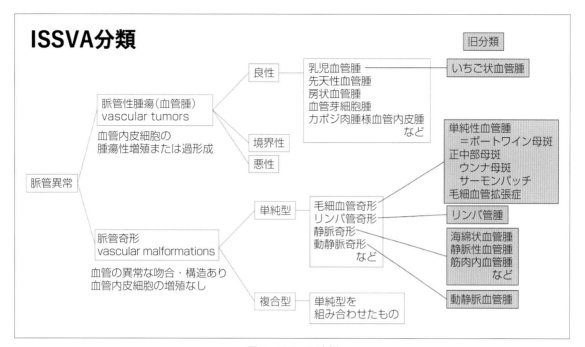

**図 1.** ISSVA 分類
乳児血管腫は脈管異常の脈管性腫瘍に分類された.

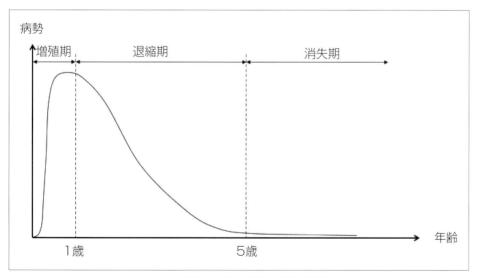

**図 2.** 乳児血管腫の病勢と年齢の関係
生後 2 週間程度で出現し,生後 3 か月頃までに急速に増大する.1 歳頃までを増大が
続く増殖期,5 歳頃までを退縮期,5 歳以降を消失期に分類する.

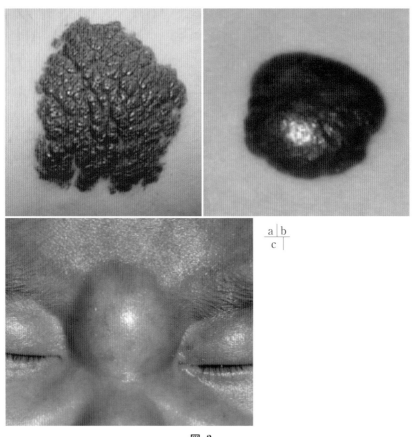

**図 3.**
a：局面型　　b：腫瘤型　　c：皮下型

## 疫　学

　白色人種の 4〜5％，黄色人種や黒色人種の約
1％に発生する[3)7)]．女児，低出生体重児，早期産
児，多胎児に多い．頭頸部 60％，体幹 25％，四肢
15％と，頭頸部に多い[8)9)]．

## 臨床分類

　本邦では臨床的に局面型・腫瘤型・皮下型に分
類する[10)11)]（図3）．局面型は平坦，腫瘤型は隆起
性，皮下型は表皮の色調変化は乏しく，皮下の隆
起を認める．腫瘍がいちごのように見えることか
ら「いちご状血管腫」とも呼ばれる．

## 緊急度分類

　2019 年に米国小児科学会が発表した乳児血管
腫診療ガイドライン[1)]では，治療の緊急度分類が
示された．① 生命に関わる腫瘍，② 機能に関わる
腫瘍，③ 見た目に関わる腫瘍，④ 治療を要しない
腫瘍に分類され，全体の 60〜80％を占める ①〜
③ は積極的な治療が必要と示された．

### 1．生命に関わる腫瘍

　気道周囲に出現した腫瘍は気道閉塞や哺乳障害
を引き起こし得る．腫瘍が 5 つ以上ある場合は，
肝血管腫，心不全，甲状腺機能低下症を併発して
いる可能性がある．頭部・顔面に 5 cm 以上の IH
がある場合は PHACE 症候群を検討する．会陰か
ら肛門周囲に大きな IH がある場合は LUMBAR
症候群や PELVIS 症候群を検討する[12)13)]．

### 2．機能に関わる腫瘍

　眼周囲の腫瘍は視野障害，口周囲の腫瘍は哺乳
障害，耳周囲の腫瘍は難聴，肛門周囲の腫瘍は排

便困難などを引き起こす可能性がある．また，口
唇，腋窩，鼠径部，殿裂，会陰の腫瘍は対側皮膚
との摩擦により，出血，感染，潰瘍化のリスクが
ある．

### 3．見た目に関わる腫瘍

20 mm を超える腫瘍や，隆起が 2 mm 以上の腫
瘍（崖効果，ledge effect）は大量出血，敗血症，潰
瘍形成，萎縮性瘢痕残存のリスクがある．

### 4．治療を要さない腫瘍

衣服で被覆される部位，20 mm 以下の腫瘍，局
面型の腫瘍は瘢痕などの後遺症が残りにくく，合
併症が発生しにくいため積極的な治療は要さない
ことが多い．ただし，月齢とともに増大する可能
性があるため，継続フォローが必要である[1)4)]．

## 治　療

全体の 60～80％にあたる，生命，機能，見た目
に関わる腫瘍は積極的な治療が推奨される．治療
法には色素レーザー，プロプラノロール，手術療
法，副腎皮質ステロイド療法，硬化療法，イミキ
モド，液体窒素療法，シクロフォスファミド，ブ
レオマイシン，ビンクリスチン，ベカプレルミン，
インターフェロン，放射線療法，圧迫療法などが
報告されている[9)]．色素レーザーとプロプラノ
ロールを併用する併用療法も有効である[8)]．

### 1．色素レーザー

色素レーザー（long pulse dye laser）とは，595
nm 波長で赤色への吸収率の高い医療レーザー機
器である．深達度は約 1.3 mm のため腫瘍表層の
治療が可能であり，局面型や腫瘤型に適応があ
る．退縮期や消退期に毛細血管拡張が残存した症
例においても有効である．一方，皮下型は皮膚表
面に腫瘍の露出がないため効果が期待できな
い[8)9)]．施術は疼痛を伴うため，外用または貼付用
局所麻酔剤（ペンレス® テープ，エムラ® クリーム
など）を併用する．3 か月おきの治療が保険適用で
ある．合併症は出血，潰瘍，二次感染，色素沈着，
色素脱失，萎縮性瘢痕の残存などがある[14)]．

### 2．プロプラノロール（ヘマンジオル® シロップ）

2008 年，巨大 IH と閉塞性肥大型心筋症を併発
した患児にプロプラノロールを投与し，偶発的に
IH の退縮を得られた Léauté-Labrèze C ら[15)]の報
告により注目された．日本では2016年に厚生労働
省で認可された．

$\beta$ブロッカーであるプロプラノロールは，血管
内皮細胞上の$\beta_{1-2}$受容体に結合し，① 血管収縮を
誘導，② 血管内皮細胞の増殖を抑制，③ 血管新生
および細管形成を阻害，④ アポトーシスを誘導す
る[1)8)]．合併症として，低血糖，喘息様発作，下
痢，血圧低下，徐脈，睡眠障害，低 K 血症などが
挙げられる．

Morimoto[16)]らの研究では，重度低血糖は 6 か月
以上内服を継続，長時間の絶食後，体調不良時，
午前 5～9 時に発生していた．重度低血糖を発症し
た患児の 75％ は 1 歳以上であり，1.25 mg/kg/日
の低用量でも発生していたと報告した．

漫然と継続するべき治療ではなく，内服開始か
ら半年程度，もしくは 1 歳頃を目処に内服を中止
し，腫瘍の病勢を観察する．病勢の再燃を認めた
際は再開も検討する．

### 3．併用療法

筆者ら[8)]は，IH を有する 26 例に色素レーザーと
プロプラノロールを同時に開始する治療（以下，
併用療法）を行った．色素レーザーは 2 週間～3 か
月おきに照射し，プロプラノロールは 1 mg/kg/
日から開始し，2 日以上の間を空けて 3 mg/kg/日
まで増量して維持量とした．全例で腫瘍の退色，
平坦化を認めた．合併症は 19.2％ に消化器症状を
認めた．そのうちの 1 例は消化器症状が持続し成
長曲線が－2 SD を下回ったため内服を中断した．
3.8％ は喘息様発作が出現したため，同じく内服
を中止した．3.8％ は併用療法終了後に腫瘍が再
燃したため，色素レーザーのみを再開し腫瘍消失
に至った．

併用療法を開始してから治療が終了するまでの

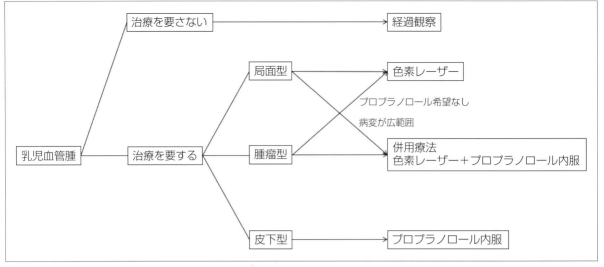

**図 4.** 治療法の選択
治療を要する乳児血管腫の場合, 腫瘍型別に治療法を選択する. このプロトコール
は主に初診時年齢が1歳以下の場合に使用する.

期間は平均7か月であった. また, プロプラノロール内服開始時の月齢と総治療期間には正の相関が認められた. 合併症の出現頻度は他の研究結果と類似しており, また新たな合併症の出現は認めなかった. 色素レーザーとプロプラノロールは前述の通り機序が異なり, それらを早期から同時に開始することで, ①腫瘍の増大や合併症の抑制, ②治療期間の短縮, ③受診のストレス軽減が可能となる.

併用療法の適応は主に, ①1歳未満で治療を要する広範囲の局面型, ②1歳未満で治療を要する腫瘤型である(図4). 特に急速に増大する生後3か月までの患児は適応の有無を早急に判断する必要がある. なお保護者と相談の上, 患児ごとに慎重に判断する.

### 治療法の選択(図4)

治療法は緊急度分類に基づき判断する. まず, 緊急度分類で治療を要さない病変の場合は急速な増殖期である生後5〜6か月ごろまでは1か月に1回程度の受診を促す. 非露出部の小さい病変であっても, 色素レーザー治療は早期退縮を促すと考えられるため, 保護者が希望した場合には施術を検討する.

次に, 緊急度分類で生命・機能・見た目に関わる腫瘍の場合は早期に治療を開始する.

初診時年齢が1歳未満の場合は図4に沿って治療法を選択する. 局面型で緊急度が低い場合は色素レーザー単独療法を選択する. 局面型で緊急度が高い, 病変が広範囲の場合は併用療法を選択する. 腫瘤型は主に併用療法を選択するが, 患児家族が希望した場合は色素レーザー単独療法を選択する. 皮下型の場合はプロプラノロール内服単独療法を選択する.

初診時年齢が1歳以上の場合, プロプラノロール内服は慎重に判断する必要があり, 内服を開始する場合は常に合併症の有無に注意を要する.

初診時年齢が2歳以上の場合, 局面型・腫瘤型では色素レーザー単独, 皮下型では経過観察を行い, 増大を認める場合はプロプラノロール内服開始を検討する.

出血コントロールがつかない場合, 口腔内など術後瘢痕が目立ちにくい部位, 消退後に萎縮性瘢痕を残し, 整容的に問題となる場合は手術療法も考慮する.

### 消退後の合併症

5〜10%は消退後に萎縮性瘢痕, 色素沈着, 毛細

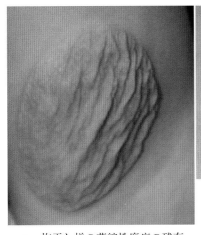

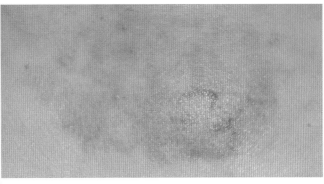

b．色素沈着・毛細血管拡張の残存

a．梅干し様の萎縮性瘢痕の残存

**図 5.** 腫瘍消退後の合併症

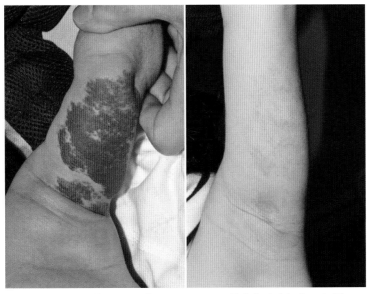

a．初診時（生後 14 日）　　　b．治療終了時（1 歳 4 か月）

**図 6.** 症例 1：女児，左上腕，局面型

併用療法 6 か月間，色素レーザー 2 回で腫瘍は消失し，その後再燃を認めない．

血管拡張，脱毛症などを認める[3)8)]（図 5）．これらの修正を希望する患児家族はごくわずかである．

## 症　例

**症例 1**：初診時生後 14 日，女児．左上腕，局面型（図 6）

出生時に 1 cm ほどであった腫瘍が急速に増大したため，生後 14 日で受診した．併用療法として色素レーザー 5 回（10 mm spot, 20 ms, 6.5〜8 J/cm[2]），プロプラノロール 3 mg/kg/日を 6 か月間行った後，色素レーザーを 2 回追加し腫瘍は消失した．その後再燃を認めない．

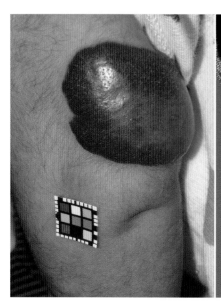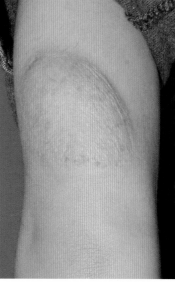

a｜b

図 7.
症例 2：男児，左上腕，腫瘤型
併用療法 10 か月間，その後色素
レーザー単独治療で消失した.
　a：初診時（0 歳 2 か月）
　b：治療終了時（3 歳 2 か月）

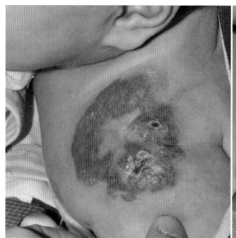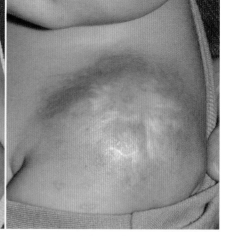

　　a．初診時（0 歳 8 か月）　　　　　　b．治療終了時（1 歳 8 か月）
**図 8.** 症例 3：女児，左肩，腫瘤型
併用療法 6 か月で腫瘍は消失したが，瘢痕と色素沈着が残存した.

**症例 2**：初診時 0 歳 2 か月，男児．左上腕，腫瘤型（図 7）

出生時は 1 cm ほどであった腫瘍が急速に増大したため，0 歳 2 か月で受診した．併用療法として色素レーザー 6 回（10 mm spot，20 ms，6.5〜8 J/cm²），プロプラノロール 3 mg/kg/日を 10 か月間行い，その後は色素レーザーのみの治療を継続した．隆起が強く緊満している症例であったが，治療開始が早かったため，ほとんど瘢痕を残さずに治療を終了した.

**症例 3**：初診時 0 歳 8 か月，女児．左肩，腫瘤型（図 8）

生後 2 週間ほどで出現し，出血・潰瘍形成を繰り返していた．初診時が 0 歳 8 か月と遅く，中央はすでに潰瘍後に瘢痕となり自然消退し始めていたが，治療を希望されて受診した．併用療法として色素レーザー 3 回（10 mm spot，20 ms，8 J/cm²），プロプラノロール 3 mg/kg/日を 6 か月間行い腫瘍は消失したが，瘢痕と色素沈着が残存した.

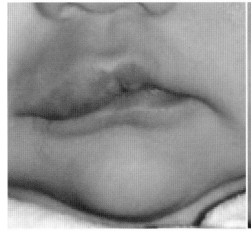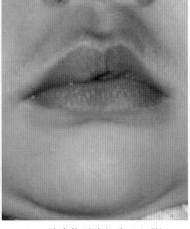

ａ．初診時（0 歳 2 か月）　　　　　　　ｂ．治療終了時（0 歳 9 か月）

**図 9**．症例 4：女児，右上口唇，皮下型
プロプラノロールを 7 か月間内服し，合併症を残すことなく消失した．

症例 4：初診時 0 歳 2 か月，女児．右上口唇，皮下型（図 9）

　出生時には明らかな腫瘍を認めなかったが，生後 2 週間ほどから右上口唇が膨隆，下垂したため 0 歳 2 か月で受診した．熱感を認め，エコーでは境界明瞭，内部が不均一で低エコー充実性，高流速拍動性の血管を多数認めた．プロプラノロール 3 mg/kg/日，7 か月間内服し，合併症を残すことなく消失した．

**終わりに**

　2019 年に米国小児科学会が発表した乳児血管腫診療ガイドラインにより，治療適応の有無が判断しやすくなった．「早期から」「安全で」「適切な」治療介入ができるよう，これからも研究や啓発を続けていく．

**参考文献**

1) Krowchuk, D. P., et al.：Clinical practice guideline for the management of infantile hemangiomas. Pediatr. **143**(1)：e20183475, 2019.
　Summary　2019 年に米国小児科学会が発表した乳児血管腫に特化した診療ガイドライン．
2) North, P. E., et al.：A unique microvascular phenotype shared by juvenile hemangiomas and human placenta. Arch Dermatol. **137**：559-570, 2001.
3) Chen, Z. Y., et al.：Progress in the treatment of infantile hemangioma. Ann Transl Med. **7**(22)：692, 2019.
4) Krowchuk, D. P., et al.：Clinical practice guideline for the management of infantile hemangiomas. Pediatr. **143**(1)：e20183475, 2019.
5) Couto, R. A., et al.：Infantile hemangioma：clinical assessment of the involuting phase and implications for management. Plast Reconstr Surg. **130**(3)：619-624, 2012.
6) Christine, L. L., et al.：A randomized, controlled trial of oral propranolol in infantile hemangioma. N Engl J Med. **372**：735-746, 2014.
7) Cazeau, C., et al.：Burden of infantile hemangioma on family：an international observational cross-sectional study. Pediatr Dermatol. **34**(3)：295-302, 2017.
8) Sugimoto, A., et al.：Infantile hemangiomas cleared by combined therapy with pulsed dye laser and propranolol. Dermatol Surg. **47**(8)：1052-1057, 2021.
　Summary　プロプラノロール内服開始時月齢と総治療期間には正の相関がある．
9) 倉持　朗：乳児血管腫．血管腫・血管奇形・リンパ管腫　診療ガイドライン 2017．平成 26-28 年度厚生労働科学研究費補助金難治性疾患等政策研究事業（難治性疾患政策研究事業）「難治性血管腫・血管奇形・リンパ管腫・リンパ管腫症および関連疾患についての調査研究」班, 127-135, 2017.
10) 渡邊彰二，一瀬正治：血管腫について―どうしたらいいか（いつ誰がどうするか）―．小児外科．

**38** : 273-275, 2006.

11) Enjolras, O., et al. : Management of alarming hemangiomas in infancy : a review of 25 cases. Pediatr. **85** : 491-498, 1990.

12) Girard, C., et al. : PELVIS syndrome. Arch Dermatol. **142** : 884-888, 2006.

13) Iacobas, I., et al. : LUMBAR : Association between cutaneous infantile hemangiomas of the lower body and regional congenital anomalies. J Pediatr. **157** : 795-801, 2010.

14) Kessels, J. P., et al. : Superficial hemangioma : pulsed dye laser versus wait-and-see. Dermatol Surg. **39** : 414-421, 2013.

15) Léauté-Labrèze, C., et al. : Propranolol for severe hemangiomas of infancy. N Engl J Med. **358** : 2649-2651, 2008.

16) Morimoto, A., et al. : Severe hypoglycemia in propranolol treatment for infantile hemangiomas. Pediatr Intl. **64**(1) : e15278, 2022.

PEPARS No.194：31-37，2023

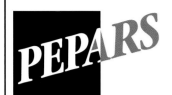

◆特集／あざの診断と長期的治療戦略

## 太田母斑：
# レーザー治療

今川　孝太郎*

**Key Words**：太田母斑(nevus of Ota)，Q スイッチレーザー(Q-switched laser)，ナノ秒レーザー(nanosecond laser)，ピコ秒レーザー(picosecond laser)，色素脱失(hypopigmentation)

**Abstract**　太田母斑はQ スイッチレーザーやピコ秒レーザーで瘢痕形成なく治療することができる．治療に対する反応は良好であるが，治療回数が多くなると色素脱失の発生リスクが上がる．真皮メラノサイトの局在や密度により色調に差があり，青色，青緑色の病変は治療回数が増える傾向があるため，合併症の発生に注意が必要である．小児では成人よりも治療回数が少なく，合併症の発生リスクも低いことが知られており，自然消退が期待できないことから，小児においてはできるだけ早期に治療を開始するのがよいと考えられる．ただし幼少期に早期治療を行った場合は，小児期から思春期に遅発や再発することがあるので注意が必要である．

　ピコ秒レーザーに関しては有効性，安全性ともに高いという報告が散見されるが，治療効果，合併症，照射エンドポイントについての評価に関し，更なる前向きな比較研究が必要である．

### はじめに

　メラニン性皮膚色素異常症に対する理想的な治療方法は，周辺の正常組織に損傷を与えずに，選択的に病変の色素を破壊することである．1983年に Anderson ら[1]によって提唱されたレーザーにより標的物質を選択的に破壊するための理論，selective photothermolysis に基づき，メラノソームの熱緩和時間50ナノ秒よりも短いパルス幅で，高ピークパワーを発振するQ スイッチレーザーが開発された．これにより熱損傷による瘢痕を生じさせずに色素を破壊することが可能となった．太田母斑に対するレーザー治療は1992年に Goldberg ら[2]，Geronemus ら[3]によってQ スイッ

チルビーレーザーを用いての治療が報告された．我が国では1996年にQ スイッチルビーレーザーとQ スイッチアレキサンドライトレーザーが，2020年にはQ スイッチ Nd:YAG レーザーが保険適用となり，現在では標準治療となっている．保険適用から25年が経過し，太田母斑に対するQ スイッチレーザー治療は長期的にも安定した効果と安全性が認められ，治療方針に関してもある程度定まった感がある．近年は従来のQ スイッチナノ秒レーザーよりも短パルス幅であるピコ秒レーザーが登場し，太田母斑をはじめとする真皮メラノサイトーシスにも臨床応用され，治療効果がナノ秒レーザーよりも優れているとの報告[4]もなされている．ここでは，これまで明らかになっている太田母斑のレーザー治療に対する知見，およびナノ秒レーザーとピコ秒レーザーの比較について文献的考察を含めて解説する．

* Kotaro IMAGAWA，〒259-1193　伊勢原市下糟屋 134　東海大学医学部外科学系形成外科，講師

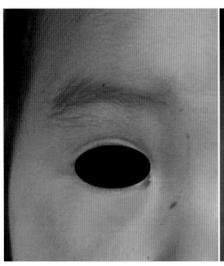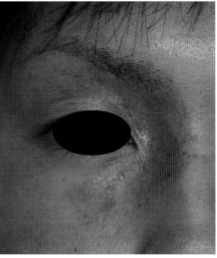

図 1.
右眼瞼周囲の太田母斑症例
3歳時にQスイッチルビー
レーザーを1回照射した.
加齢とともに色調の増強と
拡大を認め, 17歳時に再受診
した.
　a：3歳
　b：17歳

## 太田母斑の病態および組織学的特徴

　太田母斑は，三叉神経第1, 2枝領域に点状や斑状の褐色あるいは青色斑として認められる真皮メラノサイトーシスである．皮膚以外にも眼球や口腔粘膜にも色素斑が認められる．東洋人に多く，女性に多い特徴がある．出生時あるいは生後間もなく発症するものと思春期以降に発症する2つのタイプがある．太田母斑は自然軽快がなく，加齢とともに色調の増強と拡大を認める(図1).

　太田母斑の病理組織学的特徴として，母斑細胞母斑や青色母斑のようにメラノサイトの集塊は認められず，メラノサイトが真皮の上層から中層にかけてまばらに散在し，表皮基底層にもメラニンの沈着を認める．膠原線維の増加は伴わない[5].　Hirayamaら[6]は，太田母斑を真皮メラノサイトの分布により表在型から深部型まで5つに分類し，表在型は褐色，深部型は青みがかった病変として認められ，頬部は表在型，眼瞼，こめかみ部は深部型が多いと述べている．東[7]は，色調の濃淡は真皮内で産生されるメラニン量に依存し，メラニンの密度が少ないと褐色，密度が高くなると青色から黒色調になるとも述べている．

## 太田母斑のQスイッチレーザー
## (ナノ秒レーザー)治療に対する反応の違い

　メラニン性色素異常症にはQスイッチルビー

レーザー(694 nm)，Qスイッチアレキサンドライトレーザー(755 nm)，Qスイッチ Nd:YAG レーザー(1064 nm)が治療に利用できる．ロングパルスレーザーは熱損傷による瘢痕形成の可能性があるので禁忌である．照射出力は各機種により様々であるが，Qスイッチルビーレーザーで4〜8 J/cm²程度，Qスイッチアレキサンドライトレーザーで4〜7 J/cm²程度で，immediate whitening phenomenon(IWP)が見られるが，表皮が飛んだり，出血しない強さとする．点状出血や表皮剥離が認められる場合は出力を低めにする．Qスイッチ Nd:YAG レーザーでは3〜5 J/cm²程度で，照射直後には発赤や膨疹が見られるものの，出血は見られない程度の出力が目安とされる．

　真皮メラノサイトの分布，密度により色調に違いがあることは先に述べたが，日本人太田母斑患者151名のQスイッチルビーレーザー治療に対する反応を色調により評価したUedaらの報告[8]では，表在型とされる褐色では，3回のレーザー治療で良好なクリアランスを達成したが，紫青色では4〜5回の治療が必要で，青緑色病変では，良好な結果を得るために6回以上の治療が必要であったと述べている．Kangら[9]は，Qスイッチアレキサンドライトレーザーでの有効性を病理組織学的所見との関連で評価し，治療成績は真皮メラノサイトの深さに影響され，深さ1 mm以下では良好な治療成績であったと報告し，レーザーの効果は

a | b

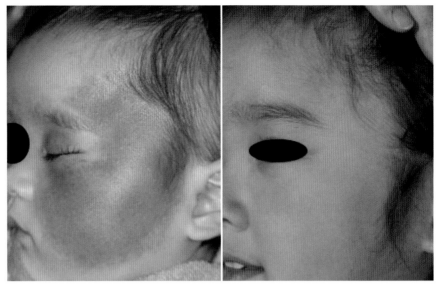

図 2.
7 か月, 女児
Q スイッチルビーレーザー
(5.5〜7 J/cm², スポット
サイズ6.5 mm)にて3か月
ごとに5回治療を行った.
良好な色調の改善を認める.
　a：治療前
　b：最終治療より3か月

a | b

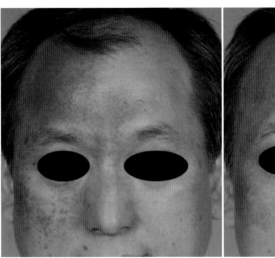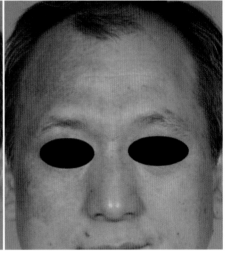

図 3.
49 歳, 男性
Q スイッチルビーレーザー
(5.5〜7 J/cm², スポット
サイズ5 mm)にて3か月ご
とに治療を行った. 改善は
認められるが, 5回治療後
も色素の残存がある.
　a：治療前
　b：5回治療後

深さに依存し, 真皮深層になると効果が及びにく
いと述べている. また, 部位として眼窩周囲は治
療効果が悪いことが指摘[10]されている. これは眼
窩周辺では青色の色調の病変が多く深部型が多い
可能性や, 眼球に近いため照射出力を下げて治療
されやすい傾向と照射漏れが原因と指摘され, 瞼
縁部の色調が残存する状態はパンダサインと称さ
れている[11].
　レーザー治療の開始年齢によっても治療効果に
差が認められている. 年齢が低いほど回数が少な
く, 治療効果がよいとされている. Kono ら[12]は,
1〜10 歳までの 46 名の小児と, 18〜80 歳までの
107 人の成人での Q スイッチルビーレーザーによ
るレトロスペクティブな比較研究において, 小児

の平均治療回数は 3.5 回, 成人の治療回数は平均
5.9 回で小児の方が治療回数も少なく, 色素脱失,
色素沈着の合併症も成人より少ないことを報告し
ている. 当院での約 620 例の Q スイッチルビー
レーザー治療における年齢別治療回数の比較[13]で
も, 15 歳未満での平均治療回数は 3 回, 15 歳以上
の治療回数は平均 5.5 回で若年者の方が, 治療回
数が少なかった(図 2, 3). この違いの理由として
は成人例に青色の症例が多いことや小児は成人よ
り皮膚が薄いことなどが挙げられる. したがっ
て, 小児の太田母斑では治療効果の面と自然消退
は期待できないことから, できるだけ早期に治療
を開始するのがよいと考えられる(図 2).

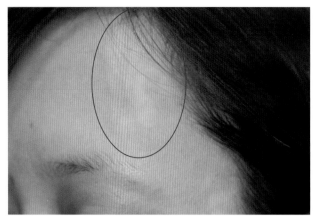

図 4.
37歳, 女性
Qスイッチルビーレーザー(3〜4 J/cm², スポットサイズ7 mm)にて5回の治療を行った. 5回治療後3か月の状態. 色素脱失を認める.

## レーザー治療の合併症と対策

メラニン性色素異常症におけるレーザー治療において一過性の色素沈着, 色素脱失は避けて通ることのできない合併症の1つである(図4). 太田母斑では色素脱失が比較的多く認められ, 手塚ら[14]はQスイッチルビーレーザー治療を行った440例中65例(14.7%)に脱色素斑が認められ, 照射回数が増えるほど(6回以上)出現しやすくなると述べている. 病変メラノサイトが真皮の深いところにあると考えられる青色の症例や, 相対的に皮膚の厚みが増す成人例は治療回数が多くなる傾向があるので注意が必要である. 色素脱失の原因としては, 複数回の照射により正常メラノサイトが破壊されたことに起因するとも考えられ, 5回以上照射しても治療効果が乏しく, 残存するものは, 合併症の発生リスクが増加することを患者, 医療者間で認識する必要がある. 治療効果が乏しくなってきた症例に対し継続して治療を行う際には, 炎症後色素沈着が完全に収束してから, 照射期間を十分にあけて行った方が安全である.

その他の注意点として, 太田母斑は治療改善後に再発することがあるので治療前に説明しておく必要がある(図5). 特に幼少期に早期治療を行った場合は, 小児〜思春期に再発や遅発することがあること, 再発は一般的に前回治療した部位に発生するが, 前回治療した部位を越えて発生する(遅発)ことがあることも説明する. 再発の原因としてレーザー治療後に残存した多能性皮膚幹細胞が機能的メラノサイトに分化すること[15]や, 母斑

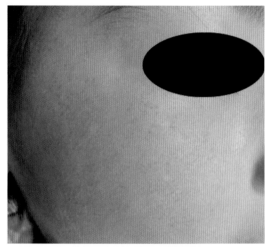

図 5. 再発症例
右頬に点状の褐色斑の再発を認める.
(今川孝太郎ほか:真皮メラノサイトーシスのレーザー治療, 日レ医会誌. p79, 2015. より転載)

部近傍の未治療のメラノサイトが紫外線, 外傷, 女性ホルモンの刺激因子を経て再活性化する可能性が推測されている.

## 太田母斑に対するピコ秒レーザーの効果, 安全性について

近年, ピコ秒レーザーがメラニン性色素異常症に臨床応用され, 太田母斑においても高い有効性が示されつつある. Geら[16]は, ピコ秒アレキサンドライトレーザー(2.0〜4.0 mmスポットサイズ, 1.59〜6.37 J/cm²フルエンス)とQスイッチ(ナノ秒)アレキサンドライトレーザー(3.0 mmスポットサイズ, 5.0〜7.0 J/cm²フルエンス)によ

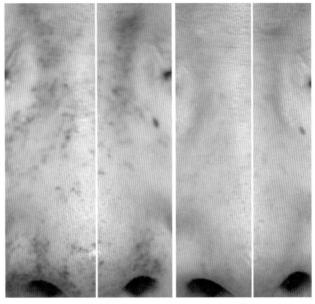

a．治療前　　　　　　　　　　b．治療後

図 6．57 歳，女性

右側は Q スイッチ（ナノ秒）アレキサンドライトレーザー，左側はピコ秒アレキサンドラ
イトレーザーで治療した．
ナノ秒レーザーは 7 回，ピコ秒レーザーは 5 回の治療で有効なクリアランスが観察された．

る 56 名のランダム化比較試験を報告し，ピコ秒レーザー（5.26 回）はナノ秒レーザー（5.87 回）よりも少ない治療回数で良好なクリアランスが得られ，有害事象の発生率（炎症後色素沈着：ピコ秒レーザー 26% vs ナノ秒レーザー 34%，色素脱失：ピコ秒レーザー 21% vs ナノ秒レーザー 47%）も低かったと報告している．

Yang ら[17]はピコ秒アレキサンドライトレーザー（3.5～4.0 mm スポットサイズ，1.96～2.08 J/cm$^2$フルエンス）を用いた，小児 86 人のレトロスペクティブな研究において，96.5% の患者が平均 4.3 回の治療で 95～100% のクリアランスを達成し，炎症後色素沈着は 17.4%，色素脱失は 11.6% で，いずれも一過性で 6 か月以内に消失したと報告した．

ピコ秒レーザーの至適照射条件として，2021 年，Shimojo ら[18]は，メラノソームを破壊するためのアレキサンドライト（755 nm）のピコ秒レーザーの閾値フルエンスを報告し，550 ピコ秒と 750 ピコ秒のレーザーパルスの閾値フルエンスはそれぞれ 2.19 と 2.49 J/cm$^2$であると報告している．Ge らの報告に比べ，Yang らの合併症の発生率が

低かった理由として，使用したフルエンスが比較的低かったこと，患者の年齢が若いことが挙げられる．

我々も 9 名の患者でピコ秒アレキサンドライトレーザー（3 mm スポットサイズ，2.33～3.36 J/cm$^2$フルエンス）とナノ秒アレキサンドライトレーザー（3 mm スポットサイズ，5.5～7 J/cm フルエンス）を使用し比較検討したところ，良好なクリアランスを得るための平均治療回数は，ピコ秒レーザーでは 4.2 回，ナノ秒レーザーでは 5.4 回であった（図 6）．ナノ秒レーザーで色素沈着 1 例，色素脱失 2 例が認められたが，ピコ秒レーザーでは認められなかった．ピコ秒レーザーでも適切な照射エンドポイントは，病変部の IWP の出現であるが，一般的にピコ秒レーザー照射後に生じる破壊メラノサイトによる空胞形成は，ナノ秒レーザー照射後に生じる空胞よりも小さいため，ピコ秒レーザー後の IWP は，ナノ秒レーザー後よりも強度が弱く，鮮明でない可能性がある．IWP の閾値をはるかに超えてフルエンスを上げても，治療効果は上がらず，むしろ正常組織への影響による合併症を引き起こす可能性がある．したがっ

て，ピコ秒レーザーといえども過度のフルエンス
は避けて治療する必要がある．

　2021 年，Williams ら[19]は，太田母斑の治療にお
けるナノ秒レーザーとピコ秒レーザーの有効性と
安全性についてメタアナリシスを報告した．対象
となった 57 件の研究で 13,417 人の太田母斑患者
が評価され，有効性は Q スイッチ（ナノ秒）Nd：
YAG レーザーで 64％（95％CI 52〜76％），Q ス
イッチ（ナノ秒）ルビーレーザーで 54％，Q スイッ
チ（ナノ秒）アレキサンドライトで 58％，ピコ秒ア
レキサンドライトレーザーで 100％であった．有
害事象発生率は，Q スイッチ（ナノ秒）Nd：YAG
レーザーで 5％，Q スイッチ（ナノ秒）ルビーレー
ザーで 14％，Q スイッチ（ナノ秒）アレキサンド
ライトレーザーで 9％，ピコ秒アレキサンドライト
で 44％であった．有効性においてはピコ秒レー
ザーがより優れているが，安全性においては，Q
スイッチ（ナノ秒）Nd：YAG レーザーが最も優れ
ており，現状のゴールドスタンダードは Q スイッ
チ（ナノ秒）Nd：YAG レーザーと述べられている．
しかし，このメタアナリシスにおけるピコ秒アレ
キサンドライトレーザーの対象論文は 2 編のみで
あり，我々の治療経験からもピコ秒レーザーの方
が有効性，安全性ともに優れている可能性が高い
と推測するが，今後更なる報告の蓄積が待たれる
ところである．

## 最後に

　太田母斑の治療は Q スイッチ（ナノ秒）レー
ザーやピコ秒レーザーを使用することで瘢痕形成
することなく安全に治療することが可能である．
治療効果には母斑の色調や患者の年齢によって差
が認められるため，これらの特徴を理解した上で
治療に臨むことができれば患者とよりよい信頼関
係を築きながら治療にあたることができると考え
られる．

　ピコ秒レーザーに関しては有効性，安全性とも
に高いことが予想されるものの，今のところ，ナ
ノ秒レーザーとの優劣はまだ明らかではない．ピ
コ秒レーザーではアレキサンドライト（755 nm）
レーザーの報告が多くなってきているものの至適
な照射条件についてはまだ定まっていない．ま
た，1064 nm のピコ秒レーザーは真皮深層のメラ
ノサイトまでに十分浸透するため，ナノ秒レー
ザー同様に有効性のみならず安全性も高い可能性
がある．治療効果，合併症，エンドポイントの評
価に関するさらなる前向きな比較研究が必要と考
えられる．

### 参考文献

1) Anderson, R. R., Parish, J. A.：Selective photo-thermolysis；precise microsurgery by selective absorption of pulsed radiation. Science. **200**：524-527, 1983.
　Summary　現在の色素性皮膚病変に対するレーザー治療の原理となっている Selective photo-thermolysis について初めて提唱した論文．

2) Goldberg, D. J., Nychay, S. G.：Q-switched ruby laser treatment of nevus of Ota. J Dermatol Surg Oncol. **18**：817-821, 1992.

3) Geronemus, R. G.：Q-switched ruby laser therapy of nevus of Ota. Arch Dermatol. **128**：1618-1622, 1992.

4) Wu, D. C., et al.：A systematic review of picosecond laser in Dermatology：evidence and recommendations. Lasers Surg Med. **53**(1)：9-49, 2021.
　Summary　皮膚領域におけるピコ秒レーザーの2019 年 11 月までの英語文献によるシステマティックレビューで，太田母斑はエビデンスレベル 1b とされた．

5) 木村鉄宣：皮膚科サブスペシャリティーシリーズ 1 冊でわかる皮膚病理．文光堂，2010.

6) Hirayama, T., Suzuki, T.：A new classification of Ota's nevus based on histopathological features. Dermatologica. **183**：169-172, 1991.
　Summary　450 例の太田母斑の組織型を表在型，表在優位型，拡散型，深部優位型，深部型の 5 型に分類し色調との相関関係を明らかにして組織型分類を提唱した．褐色が表在型，青みがかった病変は深部型と明らかにした．

7) 東　久志夫：太田母斑の色調と真皮メラニン量との関係について．臨皮．**46**(6)：419-423，1992.
　Summary　筆者が手術にて切除した太田母斑の組織所見と肉眼的色調について観察した論文．色

調の濃淡はメラニンの密度によると報告した.

8) Ueda, S., et al.：Response of naevus of Ota to Q-switched ruby laser treatment according to lesion colour. Br J Dermatol. **142**(1)：77-83, 2000.
Summary　太田母斑患者 151 名に治療成績を色調別に評価した．茶色は治療回数が少なく，青，青緑色は治療回数が多いことを報告した.

9) Kang, W., et al.：Treatment of Ota's nevus by Q switched alexandrite laser：therapeutic outcome in relation to clinical and histopathological findings. Eur J Dermatol. **9**：639-643, 1999.
Summary　Q スイッチアレキサンドライトレーザー（755 nm, 100 nsec）の臨床的有効性を治療前後の病理組織所見との関連で評価．深さ 1 mm 以下の太田母斑は，良好な治療成績であった.

10) Wang, H. W., et al.：Analysis of 602 Chinese cases of nevus of Ota and the treatment results treated by Q-switched alexandrite laser. Dermatol Surg. **33**：455-460, 2007.
Summary　太田母斑 602 例の臨床データによるレトロスペクティブ研究．眼瞼周囲は治療の反応が悪いことを指摘している.

11) Chan, H. H., et al.：Nevus of Ota：a new classification based on the response to laser treatment. Lasers Surg Med. **28**(3)：267-272, 2001.
Summary　レーザー治療の臨床的効果を予測できる太田母斑の新しい分類を提案した．眼窩周囲は治療効果が他の部位より悪く，残存病変をパンダサインと定義した.

12) Kono, T., et al.：Use of Q-switched ruby laser in the treatment of nevus of ota in different age groups. Lasers Surg Med. **32**(5)：391-395, 2003.
Summary　小児と成人の太田母斑に対する Q スイッチルビーレーザーの反応を比較したレトロスペクティブ研究．小児は治療回数が少なく，合併症の発生率も低いことを報告した.

13) 宮坂宗男，平　広之：太田母斑に対するレーザー治療．形成外科．**50**(1)：47-54，2007.

14) 手塚　正ほか：Q スイッチルビーレーザーによる太田母斑の 10 年間の治療成績（第 3 報）—特に副作用としての脱色素斑の発生し易い条件の検討—．皮の科．**2**(4)：350-355，2003.
Summary　太田母斑 440 例のレトロスペクティブ研究で，治療回数が増えるに伴い脱色素斑の発生率が上昇することを明らかにした.

15) Lee, H. S., et al.：Recurrence of nevus of Ota after successful laser treatment：possible role of der-

mal stem cell. Ann Dermatol. **28**：647-649, 2016.
Summary　太田母斑のレーザー治療後の再発病変の組織学的検討において，OCT4 抗体と NGFRp75 抗体の二重染色により，多能性幹細胞の存在が確認された．幹細胞が機能的メラノサイトに分化し，太田母斑の再発に関与している可能性を示唆した.

16) Ge, Y., et al.：Comparison of a picosecond alexandrite laser versus a Q-switched alexandrite laser for the treatment of nevus of Ota：a randomized, split-lesion, controlled trial. J Am Acad Dermatol. **83**(2)：397-403, 2019.
Summary　太田母斑 56 例に対するピコ秒アレキサンドライトレーザーと Q スイッチアレキサンドライトレーザーの治療効果および安全性に関する初めてのランダム化比較試験．有効性，安全性ともにピコ秒レーザーが優れていた.

17) Yang, C. Y., et al.：Efficacy and safety of picosecond 755-nm alexandrite laser for treatment of nevus of Ota in Taiwanese children：a retrospective study. Lasers Surg Med. **54**(3)：355-365, 2022.
Summary　小児の太田母斑 86 名に対するピコ秒アレキサンドライトレーザーの有効性と安全性を評価したレトロスペクティブ研究．ピコ秒レーザーは安全で有効であったと結論.

18) Shimojo, Y., et al.：Incident fluence analysis for 755-nm picosecond laser treatment of pigmented skin lesions based on threshold fluences for melanosome disruption. Lasers Surg Med. **53**(8)：1096-1104, 2021.
Summary　ブタの目から単離したメラノソームに 755 nm のピコ秒レーザーを照射し，550 ピコ秒および 750 ピコ秒レーザーの閾値はそれぞれ 2.19 および 2.49 J/cm$^2$ であることを明らかにした.

19) Williams, N. M., et al.：Comparing the efficacy and safety of Q-switched and picosecond lasers in the treatment of nevus of Ota：a systematic review and meta-analysis. Lasers Med Sci. **36**(4)：723-733, 2021.
Summary　太田母斑に対する Q スイッチレーザーとピコ秒アレキサンドライトレーザーの有効性と安全性に関する 57 論文，13,417 人の患者を対象にしたメタアナリシス．ピコ秒レーザーは有効性が最も高いが，安全性は Q スイッチヤグレーザーが最も優れていると報告.

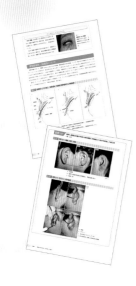
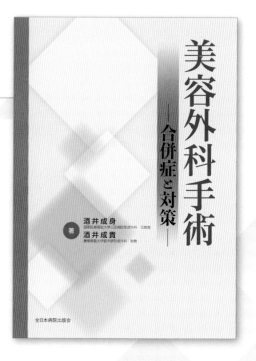

PEPARS　No.194：39-44, 2023

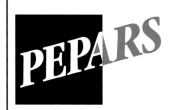

◆特集／あざの診断と長期的治療戦略

異所性蒙古斑：
# 経過観察とレーザー治療の利点と欠点を比較して

酒井　成貴[*1]　岡部　圭介[*2]

Key Words：異所性蒙古斑(ectopic congenital dermal melanocytosis)，自然消退(regression)，Qスイッチ付レーザー(Q-switched laser)，色素脱失(depigmentation)，色素沈着(pigmentation)，合併症(complication)

**Abstract**　　異所性蒙古斑は蒙古斑に比較して自然消退が少ないとも言われている．基本的にはQスイッチ付レーザーで治療が可能であり，瘢痕を形成することはなくなったが，炎症後色素沈着や色素脱失といった合併症も増加傾向にある．特に非露出部で年齢が上がるとレーザー治療後の炎症後色素沈着も色素脱失も多いとされる．色素脱失は長期に残存し斑状の色素斑として残る可能性があるため，明らかに自然消退が望めないほど濃い灰青色の症例に対してはレーザー治療を選択すべきである．またレーザー治療を行う場合，極力低出力で，乳幼児期から行い，追加照射は完全にレーザー照射後の炎症後色素沈着がなくなる頃に行うのがよく，3か月間隔では短いという見解もあるので注意が必要である．

## はじめに

　蒙古斑は真皮メラノサイトーシスの1つとして知られ，真皮にメラノサイトが遺残した状態である．新生児の殿部にみられる灰青色を呈する色素斑で，その大きさや形態は様々である．学童期までに自然消退する可能性が高い色素斑として知られている．出生時や生後数週で出現し，1歳頃に最も色調が濃くなる．その後，色調は消退し始め，5〜6歳になる頃，50%程度の残存率となり，10歳頃には3%程度の残存率となる．しかし，11歳以降の自然消退は期待できなくなる[1]．

　蒙古斑は人種により発生率に違いがあり，米国における新生児の発生率の内訳はアジア系100%，次いでアフリカ系96%と高く，ラテン系46%で，白人では9.5%と少ないと報告されている[2]．日本人ではほぼ100%に存在するため異常と認識されることは少ない．

　そのため古くは"Mongolian Spot"と表記されていることもあるが，現在は"congenital dermal melanocytosis"が用いられている．

　一方で躯幹の殿部以外に生じたものを異所性蒙古斑と呼ぶ．異所性蒙古斑も自然消退の傾向はあるものの通常の蒙古斑より残存しやすいとされている．真皮メラノサイトの局在する深さやそれ自体の数と含有するメラニンの量によって，灰青色から灰黒色まで違いがある．

## 病態生理

　メラノサイトは神経堤細胞(neural crest cells)から分化し分布する．神経堤細胞は脊椎動物特有の分化を遂げている．発生初期に外胚葉の上皮と神経板の間に神経堤を生じ，神経板が神経管を形成し，外胚葉上皮がすると神経堤は消失する．この神経堤の細胞は上皮間葉転換(epithelial-mesenchymal transition：EMT)を行い神経堤細胞となる．神経堤細胞は胚全体の様々な部位に遊走するが，大きく分けて外胚葉系のメラノサイト，シュワン細胞，末梢神経細胞と中胚葉系の骨，脂

*1 Shigeki SAKAI，〒160-8582　東京都新宿区信濃町35番地　慶應義塾大学形成外科，助教
*2 Keisuke OKABE，同，講師

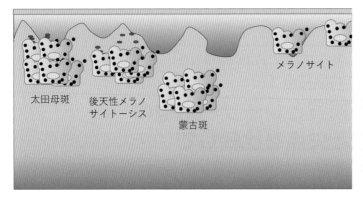

図 1.
メラノサイトの分布と真皮メラノ
サイトーシス
太田母斑は表皮基底層にメラニン
沈着あり.

肪,軟骨などへと分化する.

この神経堤由来のメラノサイトが表皮基底層に到達せずに,真皮内に散在する病態が真皮メラノサイトーシスであり(図1),殿部に生じる蒙古斑は生理的な病態である.対して,太田母斑,後天性メラノサイトーシス,異所性蒙古斑は非生理的な真皮メラノサイトーシスであり,明らかな原因はわかっていない.

一方で神経堤由来の細胞が分化途中で停止したものが母斑細胞であり,未分化であり悪性化の可能性もある.よって,ある程度成熟したメラノサイトを病変とする真皮メラノサイトーシスでは悪性化の可能性は極めて低い.異所性蒙古斑は顔面にも生じる可能性があるが,先天性であるため後天性メラノサイトーシスとは容易に鑑別がつく.太田母斑は眼球結膜や口蓋に色素斑を認めることも多く,時に表皮基底層にメラニン沈着を生じ褐色調を混じることがあるため鑑別が可能である[3)4)].

## レーザー治療

蒙古斑・異所性蒙古斑は真皮メラノサイトーシスであり,メラニンを有するメラノサイトを選択的に破壊することができるレーザー治療が最も有効である.青色母斑のような皮膚の構造変化を伴う疾患とは区別する必要がある.ただし,レーザー治療の中でもロングパルスレーザーは熱損傷によって瘢痕を形成する可能性があるため適応とならない.Selective photothermolysis の理論に基づき周囲への熱損傷を極力抑えた高ピークパワーでナノ秒パルス幅のレーザーを発振するQスイッチ付レーザーにより,先に述べたメラノサイトを選択的に破壊し,瘢痕の形成を少なく治療が

行える.Qスイッチ付ルビーレーザー,Qスイッチ付アレキサンドライトレーザー,Qスイッチ付ヤグレーザーが保険適用となり,同一部位につき3か月以上の間隔で5回までの照射が可能である.このQスイッチ付にはピコ秒レーザーも含まれ,厚生労働省の認可のとれた機器は適用となる.

レーザー治療に3か月以上の間隔が必要なことには理由がある.破壊された真皮メラノサイトは断片化するが,肉眼的には色調は残っている.レーザー治療早期には色調の改善は乏しく見えても,3か月以上かけて徐々に改善されていく.これは断片化したメラニン色素がリンパ管やマクロファージによって排泄されるためである.このため十分に色素が排泄され炎症後色素沈着が改善するのを待ち,次の治療を行う.少なくとも3か月以上の間隔で,望ましくは6か月の待機期間を必要とする.色調の改善が乏しくても徐々に薄くなることを伝えることは重要なことであり,焦って色素沈着が消失する前に追加治療を行うことで色素脱失を起こすことの方が整容性に劣るため避けなくてはならない.

近年ではナノ秒よりもさらに短い,ピコ秒パルス幅のレーザーでの治療報告が増えている.筆者らはピコ秒パルス幅のレーザーによる熱損傷を抑えた真皮メラノサイトーシスへの治療効果に大いに期待している[5)].また,可能ならば,大城らが報告[6)]しているようなピコ秒のアレキサンドライトレーザーと Nd:YAG レーザーなど,様々な波長でアプローチする方法も選択肢に挙げられる.このような複合治療は低い出力で効果的・選択的にメラノサイトを破壊するため今後の報告に期待したい.

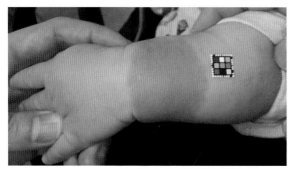

図 2.
症例 1
治療前．左手関節部に灰青色から灰黒色を認める．

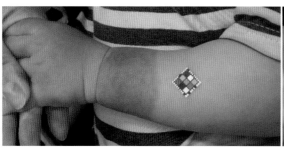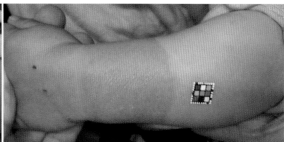

a | b

図 3. 症例 1
a：3 回目治療時．色調は改善傾向
b：4 回目の治療終了後 3 か月．灰青色の色素斑は消失した．

## 異所性蒙古斑に対する
## Q スイッチ付ルビーレーザーの合併症

　Q スイッチ付レーザーの合併症は何と言っても炎症後色素沈着，色素脱失である．余程のことがない限りは瘢痕形成に至ることは少ない．Q スイッチ付レーザー照射後の炎症後色素沈着は学童期以降の非露出部で多いとされている．同様に色素脱失の残存率も高いとされる．

　これは至極当然のことであり，表皮と真皮の肥厚により深部のメラノサイトーシスを照射するために出力を上げ，表皮基底層の正常メラノサイトに反応することが原因と考えられる[7)8)]．

### 治療方針，年齢

　学童期には自然消退するため，議論は尽きない．学童期に自然消退しない症例に対して治療することは異論がない．ただし，前述の Q スイッチ付ルビーレーザーで述べたように合併症も増加するため，濃い灰青色で残存が予想される症例で治療を望むのであれば乳幼児期に開始するのが望ましい．

### 治療の実際　症例

　**症例 1**：0 歳 9 か月，男児（図 2，3）

　生下時より左手関節部に 4×5 cm の濃灰青色の色素斑を認め，異所性蒙古斑と診断され，加療目的で近医より紹介受診となった．来院時に上記の色素斑の他に左手背全体と左前腕全体に淡い灰青色の色調があり，最近になり右肩にも淡く色素斑が出てきた．色調の淡い異所性蒙古斑は経過観察で改善が望めると判断し，左手関節部のみレーザーで治療する方針となった．

　治療経過：初回 Q スイッチ付ルビーレーザー（IB101，エムエムアンドニーク社製，日本，スポットサイズ 5 mm，パルス幅 20 ns）4.0 J/cm² で照射し，水疱形成はなく一部痂皮化を認めた．ヒドロコルチゾン（エキザルベ® 軟膏）塗布と非固着性ドレッシング材（メロリン® ガーゼ）を痂皮のなくなる 10 日目まで継続してもらった．色調に改善を認めたため，3 か月以上の間隔をおき，2 回目 4.5 J/cm²，3 回目 5.0 J/cm²，4 回目 5.0 J/cm² で照射した．色調の改善を認め，定期的な経過観察中である．

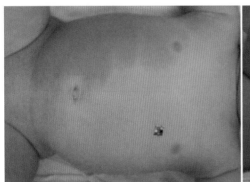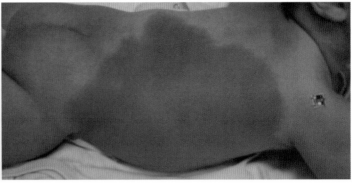

図 4. 症例 2：来院時　　　　　　　　　　　　　　　　a｜b
a：腹部，灰青色から灰黒色を呈する．
b：背部，灰黒色を呈する．

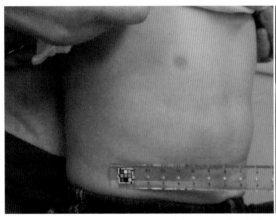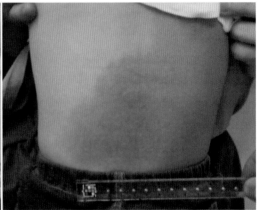

図 5. 症例 2：3 回目の治療時．色調は改善傾向である．

**症例 2**：8 か月，男児（図 4〜7）

　意図せずして未治療域と治療域が混在した症例を提示する．生下時より認める広範囲な異所性蒙古斑の診断で紹介受診された．来院時，右背部から右殿部および右腹部から右鼠径部にかけての濃い灰青色の色素斑を認めた（図 4）．全身麻酔でのレーザー治療は望まれず，複数回に分けての治療となった．背側・腹側に分けて計 5 回レーザー治療を計画した（図 5, 6）．また，パンツに隠れる部位を後回しにしていたが，本人の体動も強くなり，患児の希望を考慮して治療はできなかった．レーザー照射後 4 年が経過し，未照射部位との境界は明瞭となり，患児から治療を希望したが局所麻酔での治療には耐えられずに心的外傷を懸念して施術を中断した（図 7）．経過観察中であるが，一部に斑状の治療跡が逆に目立ち不自然である．

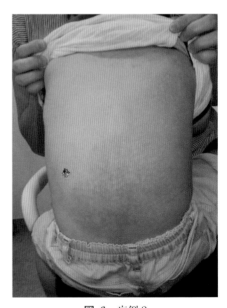

図 6. 症例 2
5 回目のレーザー照射後半年．部分的に斑状を呈している．

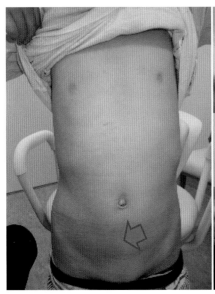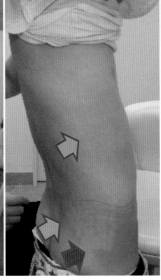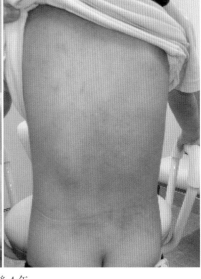

a | b | c

**図7.** 症例2：5回目のレーザー照射後4年

　　a：胸部の色調は改善，青矢印：鼠径部は未治療で灰青色である．

　　b：側面

　　　　緑矢印：前面・後面と別時期で治療したことによる白色の色素脱失と1度しか治
　　　　　　　　療できなかった殿部の斑状となった色素斑

　　　　赤矢印：未治療域との境界がはっきりと認められる．

　　c：色素脱失に見えた部位は改善し，全体的に淡い灰青色となった．

未治療の異所性蒙古斑の方が灰青色まで落ち着き，むらはない（図7-b）．ただし，色調は残存することが予想される．

### 経過観察 vs. レーザー治療

　異所性蒙古斑は通常の蒙古斑ほどではないが，10歳頃までの自然消退という可能性が存在する[9]．実際の診察では来院時にレーザー治療をすべきかの判断は医師に委ねられる．

　自然消退が起こりやすいかどうかは侵襲のある生検でも非侵襲のダーモスコピーでも一定の見解が得られていないのが現状である[10)~12)]．異所性蒙古斑は残存する傾向が強いとの報告も多いが，古い文献では異所性が残存しやすいとは必ずしも言えないと報告している[13]．

　Qスイッチ付ルビーレーザーが普及し，小児期にレーザー治療が行われるケースが増えてきている．そのため，自然消退の疫学的調査報告は減り，逆に経過観察とレーザー治療の比較は難しくなっ

たとも言える．最も重要なことは，レーザー治療による合併症である色素脱失や炎症後色素沈着を極力減らすため，適切な照射方法，照射エネルギー，治療間隔を普及することである．色素脱失は改善しにくく，幾何学的で斑状となった色素斑は治療前より目立つこともあるため，治療間隔は3か月よりも長く設定し，焦って治療をしないことを前もって説明しておくことは重要である[14]．

　筆者のこれまでの治療経験では，経過観察後，つまり思春期以降のレーザー照射がよいか小児期のレーザー照射がよいかの結論はまだ出ていない．エビデンスはないが，小児期に治療するのであれば，乳幼児期の治療が照射範囲も小さく，照射回数も少ないことにより打ちむらによる斑状の合併症も少なくなるのでよいと考えており，施術経験者なら同意見であろう．今後，より合併症の少ないレーザーとしてピコ秒レーザーのデータおよび症例報告や広範囲を照射できるレーザーの出現を期待している．

## まとめ

　真皮メラノサイトーシスである異所性蒙古斑は自然消退という特徴がある．Qスイッチ付ルビーレーザーの出現以来，小児期のレーザー治療が増えているため自然消退の疫学的調査報告は減っており，比較は難しくなったとも言える．しかしながら，レーザー治療による合併症は極力減らしていかなくてはならない．適切な照射方法，照射エネルギー，治療間隔が重要であると考える．治療を行うのであれば，乳幼児期を推奨し，経過観察するのであれば学童期以降でよいと考える．灰黒色で自然消失しないと考えられる異所性蒙古斑を診断する方法が確立されておらず，小児のレーザー治療に関しては更なる客観的な検討と合併症軽減の報告が必要であると考えている．

### 参考文献

1) Hidano, A. : Persistent Mongolian spot in the adult. Arch Dermatol. **103** : 680-681, 1971.
　Summary　古い文献だが日本人警察官約 10,000 人に対して観察した．
2) Cordova, A. : The Mongolian spot : a study of ethnic differences and a literature review. Clin Pediatr. **20** : 714-719, 1981.
　Summary　437 人に対して調査している．
3) Park, J. M., et al. : Acquired bilateral nevus of Ota-like macules(Hori nevus) : etiologic and therapeutic considerations. J Am Acad Dermatol. **61** : 88-93, 2009.
　Summary　ADM に関してのレビュー．
4) Rattananukrom, T., et al. : A comparative study of dermatoscopic features of melasma and Hori's nevus in Asian patients. J Clin Aesthet Dermatol. **15**(3) : 16-20, 2022.
　Summary　色調をダーモスコピーで観察し違いを述べている．
5) Sakio, R., et al. : Usefulness of picosecond pulse alexandrite laser treatment for nevus of Ota. Laser Ther. **27**(4) : 251-255, 2018.
　Summary　太田母斑患者 15 名のピコ秒アレクサンドライトレーザーの後ろ向き研究．
6) Oshiro, T., et al. : Picosecond pulse duration laser treatment for dermal melanocytosis in Asians : a retrospective review. Laser Ther. **25** : 99-104, 2016.
　Summary　ピコ秒レーザーの複合療法で有害事象が最小限に抑えられると報告した．
7) 今川孝太郎 : 真皮メラノサイトーシスのレーザー治療．日レ医誌．**36** : 77-81, 2015.
　Summary　真皮メラノサイトーシスである蒙古斑・太田母斑・後天性メラノサイトーシスの治療についてまとめて書かれた論文．
8) Vachiramon, V. : Postinflammatory hypopigmentation. Clin Experiment Dermatol. **36** : 709-714, 2011.
　Summary　炎症後色素沈着をまとめたレビュー．
9) 舟橋ひとみ : 小児を対象としたレーザー治療 : 異所性蒙古斑．日レ医誌．**42**(1) : 29-34, 2020.
10) Mishima, Y., Mevorah B. : Nevus Ota and nevus Ito in American negroes. J Invest Dermatol. **36** : 13-54, 1961.
　Summary　アメリカ人の太田母斑や伊藤母斑などの疫学調査結果．
11) 肥田野　信 : 最新皮膚科学大系 11. メラノサイト系腫瘍 母斑・母斑症．186-191, 中山書店, 1982.
12) Vélez, A., et al. : Congenital segmental dermal melanocytosis in an adult. Arch Dermatol. **128** : 521-525, 1992.
　Summary　白人の成人例，生検で診断がついた．
13) 井上勝平ほか : 真皮メラノサイト系母斑．皮膚臨床．**14** : 747-768, 1974.
14) Kagami, S., et al. : Treatment of 153 Japanese patients with Q-switched alexandrite laser. Lasers Med Sci. **22** : 159-63, 2007.
　Summary　Q スイッチ付ルビーレーザー 150 名に対する考察．

PEPARS No.194：45-52, 2023

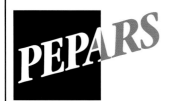

◆特集／あざの診断と長期的治療戦略
## 扁平母斑：
# レーザー治療の現状と今後の治療戦略

王丸陽光[*1]　牧　希光枝[*2]　力丸英明[*3]　清川兼輔[*4]

Key Words：扁平母斑(nevus spilus)，カフェオレ斑(café-au-lait macules)，Q スイッチレーザー(Q-switched laser)，レーザー複合療法(combined laser therapy)，ピコ秒レーザー(picosecond laser)

**Abstract**　扁平母斑に対しては Q スイッチレーザー治療が主流であるが，その有効性については十分な結果が得られているとは言えず，治療に難渋している症例も少なくない．Q スイッチルビーレーザー治療においては，眼窩周囲や頬部に存在しかつ形状が地図状の扁平母斑では有効率が約 60％である一方で，四肢に存在し形状が円形の扁平母斑では有効率が約 20％と低い傾向である．そのため，治療効果の現状を踏まえた上で，診療を行う際には十分なインフォームドコンセントと症例ごとの治療プランニングが重要となる．
　近年では，ピコ秒レーザーも開発されているが，その有効性については Q スイッチレーザーと比較しても有意差を認めるまでには至っていない．今後の治療戦略としては，メラニン色素を破壊するといったレーザー単独の治療だけではなく，扁平母斑の病態を踏まえた複合的な治療法の開発が必要と考えられる．

## はじめに

　以前の扁平母斑に対する治療においては，皮膚剝削術や凍結療法などの侵襲的な治療が行われていた．それらの治療では，扁平母斑の色調は改善する一方で，瘢痕形成や色素沈着および色素脱失など新たな整容的問題を生じるリスクが高かった[1]．その後，ルビーレーザーなどメラニン色素を選択的に破壊することのできるレーザーが開発されたことによって，扁平母斑にも治療応用され

瘢痕形成などが生じない低侵襲の治療が可能となった．また，1996 年 4 月に Q スイッチルビーレーザー治療が保険適用として認められ，現在ではレーザー治療が一般的に臨床で用いられている[2)~6)]．しかし，太田母斑や異所性蒙古斑などの真皮メラノサイトーシスや老人性色素斑などのメラニン色素病変と比較すると，扁平母斑におけるレーザー治療の有効性は十分に得られているとは言えない．

　本稿では，臨床における扁平母斑診療の現状と今後の治療戦略について述べる．

## 定　義

　扁平母斑の定義は，本邦と欧米で異なっている．本邦では，『扁平母斑とは，先天性または後天性に生じる終生不変の母斑であり，境界明瞭で剛毛を伴わず色調が均一な褐色斑である』と定義されている[1)2)]．また，神経線維腫症や Albright-McCune 症候群の随伴症状ではないことが条件である[2)]．ちなみに，それらの随伴症状である色素

---
*1 Youkou OHMARU，〒810-0044　福岡市中央区六本松 2-11-5　形成外科 王丸クリニック，副院長／久留米大学形成外科・顎顔面外科学講座，非常勤講師
*2 Kimie MAKI，久留米大学形成外科・顎顔面外科学講座，助教
*3 Hideaki RIKIMARU，久留米大学形成外科・顎顔面外科学講座，教授
*4 Kensuke KIYOKAWA，久留米大学形成外科・顎顔面外科学講座，主任教授

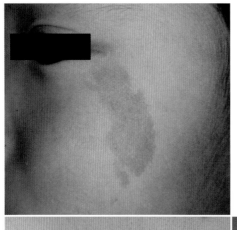

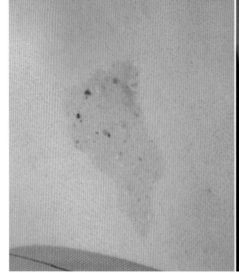

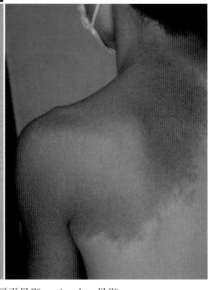

図 1. 本邦の定義における扁平母斑・ベッカー母斑
a：扁平母斑　　b：点状集簇性母斑　　c：ベッカー母斑

斑は『カフェオレ斑』と称されることが多い.

　一方，欧米では，『先天性または後天性に生じる褐色斑はカフェオレ斑であり，境界明瞭な褐色斑内に濃い黒色斑が点状に生じるものは扁平母斑である』と定義されている.つまり，欧米が定義しているカフェオレ斑は，本邦の扁平母斑の定義に神経線維腫症や Albright-McCune 症候群の随伴症状を含んだものとなる.また，欧米が定義している扁平母斑は，本邦では点状集簇性母斑と称される.このように本邦と欧米で定義や見解が異なっているため，特に海外の文献などを検索する際には混同しないよう留意する.

　ベッカー母斑について，本邦では以前「遅発性扁平母斑」と称されていたが，現在では欧米と同じ「ベッカー母斑」と称されている.その定義は，『思春期に主に片側の胸背部から上腕に出現する褐色斑』である[1].ベッカー母斑の特徴は，① 思春期に認められること，② 男性に多いこと，③ 多毛を伴っていることが多いこと，④ メラノサイトのアンドロゲン受容体の感受性が増加していることである(図 1).

　本稿においては，本邦の定義を基準として『扁平母斑』と『ベッカー母斑』について述べていく.

## 診　断

　扁平母斑やベッカー母斑においては，現病歴や視診によって比較的容易に診断することが可能である.しかし，新生児期から乳児期に認める褐色

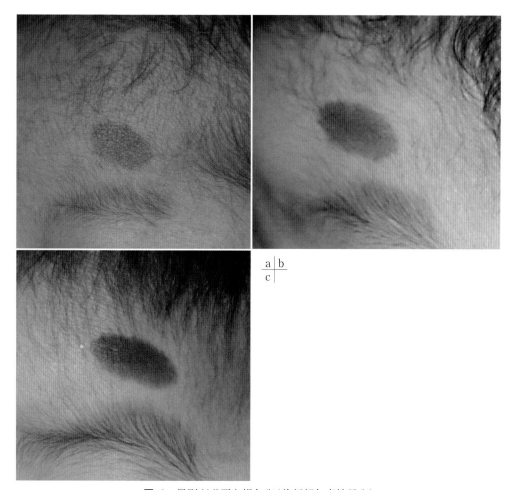

図 2. 鑑別が必要な褐色斑（前額部色素性母斑）
　a：生後 1 か月半（初診時）．視診上，境界明瞭で色調が均一な褐色斑である．
　b：生後 7 か月．初診時と比較すると，色調の増強と濃淡差が認められる．
　c：生後 11 か月．さらに色調の増強が認められ，色素性母斑と診断した．

斑では，初診時に先天性色素性母斑との鑑別が困難な症例も存在する（図 2）．その際には，① 色調の変化を経過観察，② ダーモスコピー検査の 2 点で鑑別することができる[7]．① については，先天性色素性母斑は扁平母斑と比較すると，色調に濃淡差があり，経過とともに褐色調から黒褐色調へと色調の増強を認めることが多い．② については，扁平母斑では均一な褐色調であり毛孔に一致して白く抜けている所見を認めるが，先天性色素性母斑では均一な褐色調に毛孔に一致して点状の黒褐色（dots/globules）の所見を認める．

　なお，扁平母斑やベッカー母斑以外のメラニン色素病変を疑う際には，皮膚生検にて診断を行う．扁平母斑とベッカー母斑の組織学的所見は，ともに表皮におけるメラニン色素の増加以外には皮膚の構造に異常がなく，メラノサイトの数においても正常もしくはわずかに増加している程度である[1]．

　また，体幹や四肢全体に多発している症例や広範囲に認める症例などでは，神経線維腫症やAlbright-McCune 症候群などの基礎疾患の存在が疑われる．これらついては，長期経過が必要である上，診断の遅れによって内分泌などの内科的疾患に影響する場合もある[8]．そのため，小児科など他の診療科に早期からコンサルトを行い，他の随伴症状があればそれらの治療も考慮しながら皮膚病変の治療方針を検討していく．

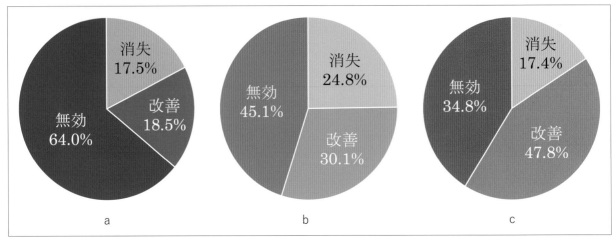

**図 3.** 我々の QSRL の治療成績
a：扁平母斑全体(200 例)　　b：顔面扁平母斑(113 例)　　c：ベッカー母斑(23 例)

## レーザー治療

### 1．Q スイッチルビーレーザー治療の現状

　我々は，扁平母斑 200 例に対する Q スイッチルビーレーザー(Q-switched ruby laser：以下，QSRL)の有効性について検討を行った[9)10)]．その治療成績は，色調の消失は 17.5%，改善は 18.5%，無効は 64.0% であった．性別と年齢別(乳児期，幼児期，思春期，成人)については，いずれも治療効果との間に関連性を認めなかった．一方で，部位別では ① 顔面・頚部，② 体幹，③ 四肢の順に，形状別では，① 地図状，② 円形の順に有効であった．また，顔面のみの扁平母斑 113 例に対する QSRL の有効性についても検討を行った．その結果は，色調の消失が 24.8%，改善が 30.1%，無効が 45.1% であった．顔面の中での部位別では，① 眼窩周囲，② 頬部，③ 前頭部の順に有効であった．さらに，我々が行ったベッカー母斑 23 例に対する QSRL の有効性についての検討では，色調の消失が 17.4%，改善が 47.8%，無効が 34.8% であった[9)10)](図 3)．

　このように，扁平母斑やベッカー母斑に対する QSRL 治療の有効率は低く，無効率が高い．そのため，我々はその無効率が高い要因について組織学的に検討を行った[10)]．QSRL 照射を行った際に，表皮が完全に脱落しても毛包周囲には破壊されて

いないメラノサイトが残存していた．これらのメラノサイトが上皮化の際に表皮細胞とともに遊走され，再度メラニン色素を過剰に産生することが再発の主たる要因と考えられた．このことは，中岡ら[11)]が報告した扁平母斑に対するノーマルパルスのルビーレーザー照射後の再発の要因とほぼ同様であると考えられる．

### 2．臨床における診療のポイント

　前述のように，扁平母斑やベッカー母斑のレーザー治療は必ずしも満足のいく結果が出るとは限らない．そのため，臨床効果の現状を把握し，近年早期から治療を行うことが多い小児におけるレーザー治療の特性も十分理解した上で診療を行っていくことが重要である．

### A．治療時期

　レーザー治療においては，どの部位に対しても生後 1 か月から可能であるが，新生児の皮膚は紅色調を呈している上，全身に黄疸が認められる場合がある．これらが自然消退して皮膚の色調が落ち着くのは，生後 3 か月頃とされている[12)]．そのため，生後 3 か月以降で臨床診断を行った上で治療を検討する．広範囲や小児で顔面に存在する症例に対しては，1 歳以降に全身麻酔下で治療を行うことも検討する．

　また小児の精神発達において，喜びや恐怖および怒りなどの情動は 2 歳までに完成するとされて

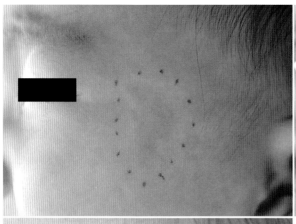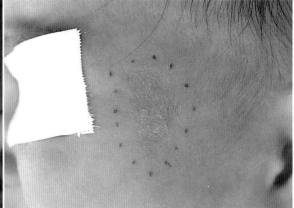

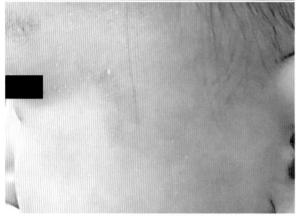

| a | b |
|---|---|
| c | |

**図 4.** QSRL 照射後の経過(5 か月女児，左頬部扁平母斑)
a：照射前
b：照射直後．THE Ruby Z1 Nexus(JMEC 社)，スポット径：5 mm，照射出力：
　4 J/cm². 表皮が剝離しない程度の immediate whitening phenomenon(IWP)を
　認めている.
c：照射後 2 週間．痂皮が自然脱落して薄い紅斑の局面を認めている.

いる．2~3 歳以降では，精神の発達が急速に進む
ため，治療などに対する恐怖感が強くなる傾向が
ある[12]．そのため，治療時に体動が激しく精神的
負担も強くなる 2 歳半以降の患児に対しては，治
療方針を再度検討した上で，症例によっては治療
を一時中断することも考慮する．このことは，治
療時の安全を確保するためだけではなく，患児の
継続治療における度重なる精神的負担と将来的な
トラウマ形成を回避するためでもある.

　レーザー治療の主な目的は整容的改善であり，
長期で継続的な治療やフォローアップが必要とな
ることが多い．そのため，精神的負担も十分考慮
した上で 2 歳半以降の小児期では一旦経過観察と
し，治療の協力性や安静および治療の受け入れが

可能となる思春期前後に治療を再開するというの
も選択肢の 1 つである[13].

**B. 治療後の経過**

　照射後 1 週間は，ステロイド含有の軟膏処置を
行う．照射 1~2 週後に形成していた痂皮が脱落し
始め，上皮化が完了すると同時に 2~4 週間は薄い
紅斑の局面を呈する(図 4)．その後の約 2~3 か月
間は炎症性色素沈着(post-inflammatory hyper-
pigmentation：以下，PIH)を生じやすいため，機械
的刺激や乾燥を避け，保湿などといったスキンケ
アや遮光を行う．レーザー治療後 3 か月を経過す
ると，PIH は改善することが多い．ただし，スキ
ンタイプや部位(特に四肢)によっては，6 か月過
ぎても PIH が改善せず，再発も重なることによっ

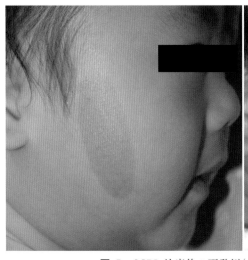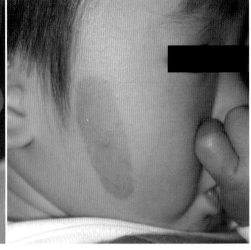

a｜b

**図 5**．QSRL 治療後の再発例（4 か月男児，右頬部扁平母斑）
　　a：治療前
　　b：治療後 7 か月．治療前と比較すると，色調の増強を認めている．

て色調が治療前よりも増強する症例もあるので，十分に経過観察を行うことが重要である（図 5）．

### 今後の治療戦略

今後の治療戦略については，新たなレーザー治療の開発だけではなく，QSRL などのレーザー治療における治療効果の更なる評価や検討も必要とある．そのためには，視覚的評価だけではなくデバイスなどを使用した定量的評価を行い，既存のレーザー治療の問題点をより明確し，臨床へフィードバックしていくことによって，より有効的な治療ができると考えられる．

#### A．治療評価

レーザー治療後の臨床的評価については，治療前後の写真を用いて行うのが一般的である．これは，視覚的な主観的評価となるため，我々はメラニン濃度を定量的に測定することで客観的に評価を行うことができる皮膚 3 次元多角解析装置（ANTERA 3D™：ガデリウスメディカル社）を用いて治療評価を行っている．この検査機器は，治療前後のデータから改善率も算出することができるため，医学的データが得られるだけでなく患者やその家族も治療効果をより正確に把握することができる[10]（図 6）．

#### B．レーザー複合療法

舘下ら[14]は，顔面・頸部の扁平母斑に対してノーマルパルスルビーレーザーと QSRL を併用し，その有効率は 63.9％であったと報告している．また大城ら[2)15)]は，基底層のメラノサイトと毛包周囲のメラノサイトを効果的に破壊することができる治療法として，脱毛用に開発されたロングパルスアレキサンドライトレーザーと QSRL の併用が効果的であったと報告している．QSRL の単独治療と比較し，他のレーザーを組み合わせて用いるレーザー複合療法の方がよりメラニン色素やメラノサイトを十分に破壊することができるという点で効果的な治療法と考えられる．

#### C．維持療法

メラノサイトを破壊するレーザー治療だけではなく，再発機転を抑制するための維持療法も必要である．維持療法としては，ハイドロキノンやトレチノインおよび活性化ビタミン $D_3$ などの外用療法などが報告[16)17)]されており，形成外科診療ガイドラインにおいても有効な治療法の 1 つであると示されている[7]．

また我々は，色素異常症に対して有効性のある半導体レーザーなどを用いた低反応レベルレーザー治療（low reactive level laser therapy：LLLT）も維持療法の 1 つになり得ると考えてい

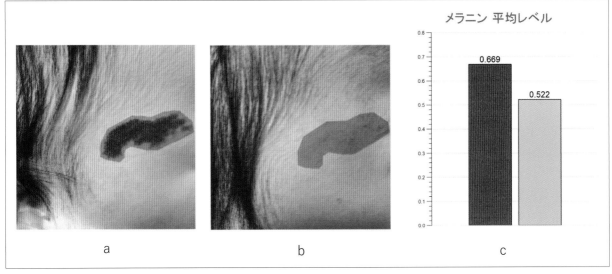

**図 6.** ANTERA 3D™による定量的評価(メラニン条件)
扁平母斑の範囲をプロットし，メラニン濃度を計測することができる．
    a：QSRL 治療前
    b：QSRL 2 回治療後 3 か月
    c：治療前後のメラニン濃度のグラフ(左：治療前，右：治療後)

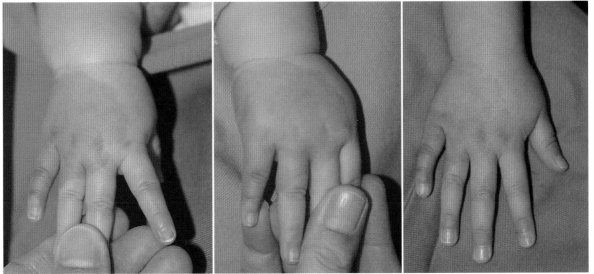

a│b│c     **図 7.** QSRL 治療後に LLLT を行った症例(7 か月，女児．右手背扁平母斑)
    半導体レーザーを用いて LLLT を行い，色調の改善を認め再発が抑制されている．
        a：QSRL 治療前
        b：QSRL 1 回治療後 3 か月(QSRL 2 回目治療前)
        c：QSRL 2 回治療後 1 年 3 か月

る[10](図 7)．維持療法については，更なる検討が必要であるが，今後レーザー治療に維持療法を含めた複合的な治療が治療成績の向上につながると考えられる．

### D．ピコ秒レーザー

2013 年以降，ピコ秒レベルのレーザー発振が可能となった超短パルスレーザーが開発され，主に刺青やメラニン色素病変の治療に用いられている．このピコ秒レーザー(picosecond laser；PSL)

は，従来の QSRL などのナノ秒レーザーに比べ，周囲への侵襲が少なく光機械的作用による標的組織の粉砕が可能である．

　現在までに，刺青や老人性色素斑および真皮メラノサイトーシスにおける PSL の有効性は多数報告されているが，扁平母斑に対する PSL の有効性の報告は非常に少ない．Artzi ら[18]が 532 nm の PSL で有効であったと報告している一方で，Cen ら[19]は 755 nm の PSL，755 nm および 532 nm のナノ秒レーザーの比較検討において治療効果に有意差はなかったと報告している．また，本邦でも林[20]や西堀ら[21]も臨床上 PSL とナノ秒レーザーの治療効果に明らかな差は認められないとの見解を示している．

　扁平母斑は，老人性色素斑とは病態が異なり，メラノサイトの機能異常とされている表皮メラニン色素病変である．このことから，レーザーでメラニン色素やメラノサイトを破壊するだけではなく，他の治療も併用しながらメラノサイトの機能異常に対してどのようにアプローチしていくかが，今後の治療戦略のキーポイントであると考えられる．

**参考文献**

1) 玉置邦彦：神経堤起源細胞系　扁平母斑．最新皮膚科学大系 11．pp56-61，中山書店，2002．
2) 大城貴史ほか：【皮膚のレーザー治療のコツ】扁平母斑．PEPARS．**7**：23-28，2006．
3) Grevelink, J. M., et al.：Treatment of nevus spilus with the Q-switched ruby laser. Dermatol Surg. **23**：365-369, 1997.
4) Gold, M. H., et al.：Nevus spilus successfully treated with an Intense Pulsed Light source. Dermatol Surg. **25**：254-255, 1999.
5) Moreno-Arias, G. A., et al.：Treatment of widespread segmental nevus spilus by Q-Switched alexandrite laser(755 nm, 100 nsec). Dermatol Surg. **27**：841-843, 2001.
6) Ono, I.：Long-pulsed alexandrite laser(Gentle-Lase)treatment on so called nevus spilus. Laser Ther. **18**：276, 2009.
7) 森本尚樹ほか：第Ⅱ編 1 章扁平母斑．形成外科診

療ガイドライン 1　2021 年版．pp109-120，金原出版，2021．
8) 牧　悠之ほか：McCune-Albright Syndrome の臨床上の問題点．整外と災外．**70**：774-777, 2021.
9) 王丸陽光ほか：扁平母斑 200 例に対する Q スイッチルビーレーザー単独治療後の無効症例の検討．日形会誌．**33**：875-880，2013．
10) 王丸陽光ほか：扁平母斑とベッカー母斑に対するレーザー治療．日レ会誌．**36**：68-72，2015．
11) 中岡啓喜ほか：短パルスルビーレーザー治療後の扁平母斑再発機序に関する研究．日形会誌．**21**：528-535，2001．
12) 長濱通子：小児の太田母斑に対するレーザー治療について．日レ医誌．**42**：23-28，2021．
13) 王丸陽光ほか：【小児の頭頸部メラニン系あざ治療のストラテジー】小児における顔面扁平母斑のレーザー治療．PEPARS．**102**：63-68，2015．
14) 舘下　亨ほか：顔面および頸部の扁平母斑に対するルビーレーザーによる治療の有効性．日形会誌．**17**：750-762，1997．
15) 大城貴史ほか：【小児の頭頸部メラニン系あざ治療のストラテジー】複合レーザー治療による小児顔面頸部母斑の治療．PEPARS．**102**：52-62，2015．
16) 山下裕嗣ほか：扁平母斑に対するレーザー照射と 5% ハイドロキノン・モノベンジル・エーテル・クリーム外用の併用療法の効果．皮膚．**40**：301-305，1998．
17) 佐藤典子ほか：レックリングハウゼン病の色素斑に対するフォト RF 照射および活性型ビタミン D3 誘導体軟膏外用治療の効果．日皮会誌．**115**：579-584，2005．
18) Artzi, O., et al.：Picosecond 532-nm neodymium-doped yttrium aluminium garnet laser-a novel and promising modality for the treatment of café-au-lait macules. Lasers Med Sci. **33**：693-697, 2018.
19) Cen, Q., et al.：Comparative effectiveness of 755-nm picosecond laser, 755- and 532-nm nanosecond lasers for treatment of café-au-lait macules(CALMs)：a randomized, split-lesion clinical trial. Lasers Surg Med. **53**：435-442, 2021.
20) 林　洋司：ピコ秒発振レーザー——私の臨床経験(1)—．形成外科．**61**：1356-1364，2018．
21) 西堀公治，西堀真依：ピコ秒発振レーザー——私の臨床経験(3)—．形成外科．**61**：1372-1379，2018．

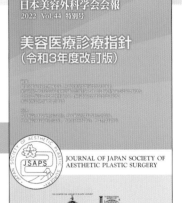
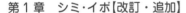

PEPARS　No.194：54-61, 2023

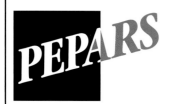

◆特集／あざの診断と長期的治療戦略

色素性母斑：
# 外科的治療戦略

森本　尚樹*

Key Words：先天性巨大色素性母斑（giant congenital melanocytic nevus），キュレッテージ（curettage），自家培養表皮（cultured epidermal autograft），ハイブリッド型植皮（hybrid-type skin grafting），悪性黒色腫（malignant melanoma）

**Abstract**　　2016年から自家培養表皮を用いた治療が先天性巨大色素性母斑に対しても保険収載され，キュレッテージ後の創の被覆あるいはハイブリッド型植皮に使用できるようになった．体表面積5〜10%程度の巨大母斑でも自家培養表皮を併用することで1回の手術で治療可能となっている．キュレッテージは生後8か月程度までしか実施できないため，この時期までにできるだけキュレッテージを実施して表層の母斑を除去している．キュレッテージを行っても深部には母斑細胞は残存しており，肥厚性瘢痕などの合併症も経験される．キュレッテージ施行後，各種レーザー治療，組織拡張器による再建術，植皮術，ドライアイス圧抵などを組み合わせることで就学前までにできるだけ母斑組織を除去し，整容性に優れた結果を得ることが重要である．

## 色素性母斑の外科治療

　色素性母斑の外科的手術以外の方法としては炭酸ガスレーザーによる焼灼，Qスイッチルビーレーザーなどによる照射，ドライアイス圧抵治療などが行われている．これらの方法は外科治療による手術瘢痕を残すことなく外観を改善できるのが長所であるが，母斑細胞を完全に除去することは困難なことが多く，また複数回以上の処置を必要とする．また，これらの治療方法は標準化されておらず，術者の経験に頼ることが多い治療である．外科的治療の利点としては，手術瘢痕を残すものの1回の手術で色素性母斑を完全に除去でき

ることである．先天性巨大色素性母斑や顔面のある程度の大きな色素性母斑では複数回の手術が必要となるため，最終的なゴールを見据えて治療計画を立てる必要がある．
　色素性母斑の外科治療を考える場合に，成人以降の症例であるのか，あるいは乳児期に治療を開始する先天性色素性母斑（巨大色素性母斑を含む）であるのかがまず問題となる．成人以降の症例では患者と相談の上，治療法を選択できるが，乳幼児の場合は本人の意思は関係なく治療が進むため，できる限り手術部位以外の瘢痕を少なくする，採皮や皮弁採取に伴う健常組織の犠牲をできるだけ少なくすることが必要であると考えている．本稿では先天性色素性母斑の乳幼児期の治療を中心に述べる．

* Naoki MORIMOTO, 〒606-8507　京都市左京区聖護院川原町54　京都大学大学院医学研究科形成外科学，教授

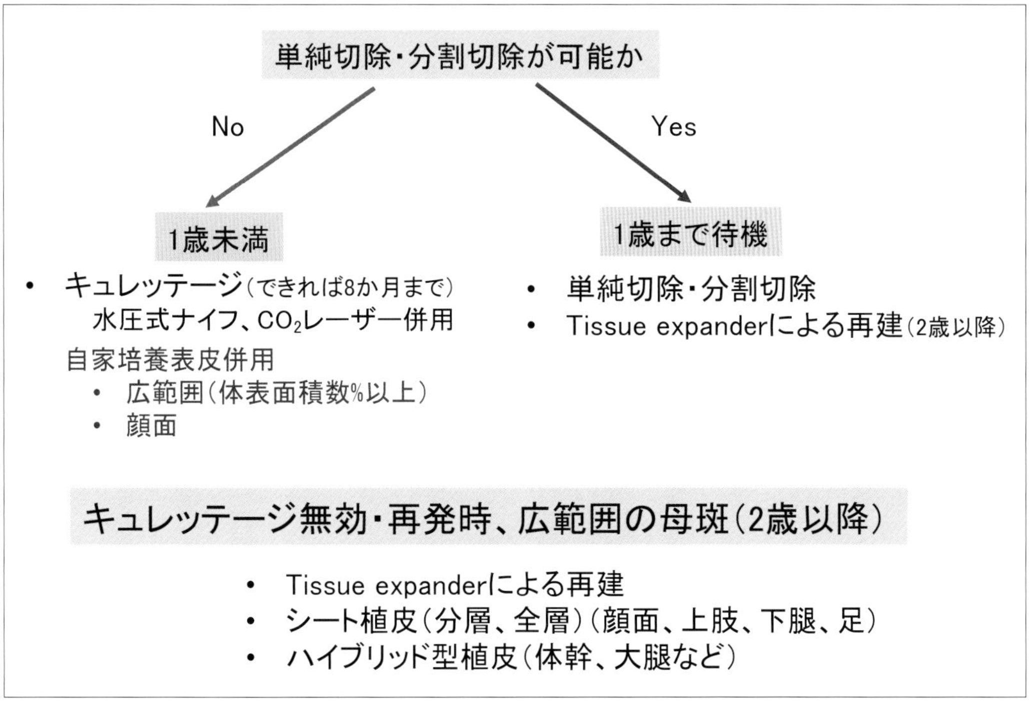

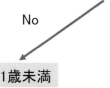

単純切除・分割切除が可能か

No → Yes

**1歳未満**
- キュレッテージ（できれば8か月まで）
  水圧式ナイフ、$CO_2$レーザー併用
  自家培養表皮併用
  - 広範囲（体表面積数％以上）
  - 顔面

**1歳まで待機**
- 単純切除・分割切除
- Tissue expanderによる再建（2歳以降）

**キュレッテージ無効・再発時、広範囲の母斑（2歳以降）**
- Tissue expanderによる再建
- シート植皮（分層、全層）（顔面、上肢、下腿、足）
- ハイブリッド型植皮（体幹、大腿など）

図 1. 乳幼児色素性母斑患者の治療方針

## 先天性色素性母斑（巨大色素性母斑を含む）の治療方針

先天性巨大色素性母斑（giant congenital melanocytic nevus；GCMN）は生化時から存在する大きな色素性母斑で、成人時に直径20 cm以上（1歳時点での目安は体幹で6 cm、頭部・顔面では9 cm以上）になる場合に巨大とする、という分類が広く用いられている[1][2]。GCMNでは、悪性黒色腫が数％程度で発生することが報告されており、発生する場合には思春期までに発生することが多いとされている[3]。一方で、GCMNを治療せずに経過観察した場合、年齢とともに色調は薄くなると報告されている[4]。このため、悪性黒色腫が発生した場合のみ治療すればよく、基本的には治療しない、という考えが欧米を中心に提唱されている[2]。しかし、数％の悪性黒色腫発生を無視してもよいのか、また悪性黒色腫が発生した場合の早期発見の方法は患者両親の視診に頼ることになり、未治療のGCMNの中に悪性黒色腫が発生した場合に早期発見できるかどうか、こうした点を両親に説明の上で治療を開始することになる。

基本的な治療方針を図1に示す。GCMNの外科治療は、母斑細胞を完全に除去することを原則としている。単純切除術、分割切除術は1歳以降、組織拡張器（tissue expander；TE）を用いた再建術は2歳以降に手術を計画する。組織拡張器を頭頸部に留置する場合は、母床の骨の陥凹、びらんなどが報告されているため[5]、骨を圧迫する可能性が高い容量の大きなエキスパンダー（ダブルチャンバータイプなど）は使用せず、留置期間も最大3か月とし、これでも切除できない場合は、2回目のTE再建手術を行う方針としている。植皮術を行う場合は、全層植皮が本来望ましいが、全層植皮で対応できない大きさの母斑には、数回にわたって皮膚採取が可能な頭部からの分層植皮を基本として、メッシュ植皮やMEEK法による拡大自家植皮と自家培養表皮を組み合わせたハイブリッド法を行っている[6]。顔面への植皮や局所皮弁による再建は、乳幼児期には原則として行っていない。これはこれらの手術を一度行うと手術瘢痕は一生涯残ることになるため、以下で述べるキュレッテージや各種レーザー治療、ドライアイス圧抵を行い、整容的に目立つ部分はTEを用

いた再建手術を行っている．顔面については，観察が毎日可能であるため，母斑の完全な切除よりも整容性を重視する方がよいと考えている．やむを得ず顔面で植皮する場合はできる限り全層植皮としている．上肢，下腿，足なども植皮を行う場合はシート植皮（分層もしくは全層）を行っている．

1歳未満の症例，特に生後8か月未満の症例については，キュレッテージを積極的に行っている．色素性母斑細胞は外胚葉由来で，未分化のメラノサイトと考えられているため，生後すぐであれば表皮に存在し，年齢とともに真皮深部から皮下へ浸潤していくと考えられている．このため，できるだけ早い時期にキュレッテージを行う方が多くの母斑細胞を取り除くことができると考えている[7]．キュレッテージを行う際には，水圧式ナイフ，炭酸ガスレーザーも併用し，色調が残存する場合にはQスイッチルビーレーザー照射，有毛性母斑の場合には脱毛レーザー照射も追加している[8]．自家培養表皮は，整容性が重視される顔面の症例，あるいは体表面積の数%以上になるような大きな母斑の症例で使用している．これだけ実施しても，母斑細胞は真皮深部に残存するが，キュレッテージやレーザー治療などの母斑細胞が残ってしまう治療を行っても，悪性黒色腫の発生頻度が上昇した，という報告はなく，つまり，母斑細胞をゼロにすることはできなくても，母斑細胞の数を減らすことで悪性黒色腫の発生を抑制する効果はあると考えている．

## 自家培養表皮について

2009年より重症熱傷治療に保険適用された自家培養表皮（ジェイス®，（株）ジャパン・ティッシュエンジニアリング）が，2016年から巨大色素性母斑治療にも適用拡大された．自家培養表皮の効果として，自家培養表皮をキュレッテージ後の創面に用いた場合，今までの報告よりも上皮化までの日数が1週間程度早くなることを報告している[8]．このため，自家培養表皮は整容性が求められる顔面の母斑，広範囲のキュレッテージを実施する体幹部などに用いている．自家培養表皮を用

いる場合には，胸部，背部であれば，同一体位で実施できる範囲（体表面積の10%程度）までは一度の手術でキュレッテージを行っている．皮膚採取は局所麻酔で実施し，医療用接着剤を使用することで抜糸のための来院は必要ない．

## 自家培養表皮を用いた治療

### 1．キュレッテージ手術の実際

当院で実施しているキュレッテージ手術の実際を供覧する．現法通りの鋭匙を用いた方法で母斑を除去できるのは母斑中央部分のみであり，辺縁部分は除去できないことが多い．鋭匙でキュレッテージできなかった部分は，水圧式ナイフ，炭酸ガスレーザーなどで焼灼を行い，必要に応じてQスイッチルビーレーザー，脱毛レーザーを照射した後に自家培養表皮を貼付している（図2）．貼付後の固定はタイオーバー固定とし，術後5～7日でタイオーバーを除去し，適宜シャワーによる洗浄を開始し，術後10～14日程度で退院としている．

### 2．ハイブリッド型植皮術

6倍メッシュ植皮と自家培養表皮を同時に移植することが基本であるが，パッチ植皮，3倍メッシュとの併用，MEEK植皮との併用も行っている．体幹，大腿などの広い面積を植皮する時に使用している．

## 症例提示

部位ごとの代表的な症例を提示する．

### 1．頭部（有毛部）

頭部の色素性母斑に対しては，キュレッテージ，分割切除，もしくはTEを用いた再建術を行っている．これはQスイッチルビーレーザー照射，ドライアイス圧抵など外科的治療以外の治療では禿髪を生じるからである．頭部のキュレッテージの場合，毛根を確認し，毛根より上の層でキュレッテージを行う．母斑辺縁に色素が残存する，キュレッテージ部分にも点状に色素が残存することもあるが，概ね色調は除去されることが多い（図3）[9]．TEを用いた再建でも，有毛部の半分程度の大きさまでは母斑を切除することは可能で

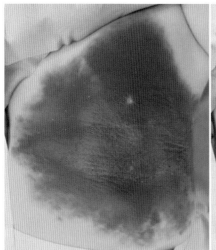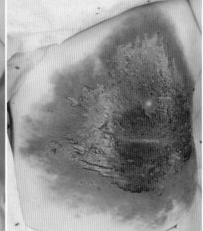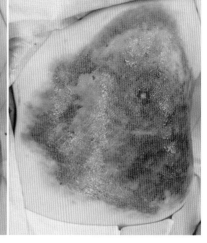
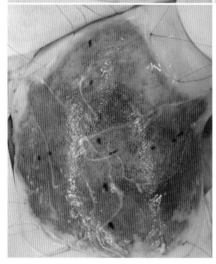

a | b | c
d |

図 2.
キュレッテージの実際（胸部色素性母斑，4 か月，男児）
　a：キュレッテージ前
　b：鋭匙によるキュレッテージ後，母斑辺縁は除去できていない．
　c：水圧式ナイフによる母斑除去，炭酸ガスレーザーによる焼灼後，辺縁の母斑もある程度除去できている．
　d：Q スイッチルビーレーザー（スポットサイズ 5 mm，出力 7.0 J/cm²），脱毛レーザー照射（波長 1064 nm，スポットサイズ 18 mm，3 ms，出力 26 J/cm²）後，自家培養表皮を移植した様子．この後タイオーバー固定を行う．

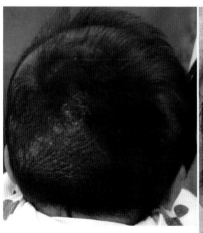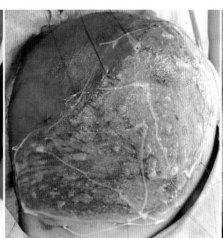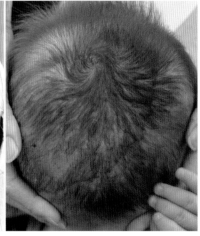

a | b | c

図 3. 頭部 GCMN 症例
　a：キュレッテージ前（生後 2 か月）
　b：生後 4 か月で初回キュレッテージ，自家培養表皮移植を施行
　c：2 回目のキュレッテージ後 2 か月

（文献 9 より引用）

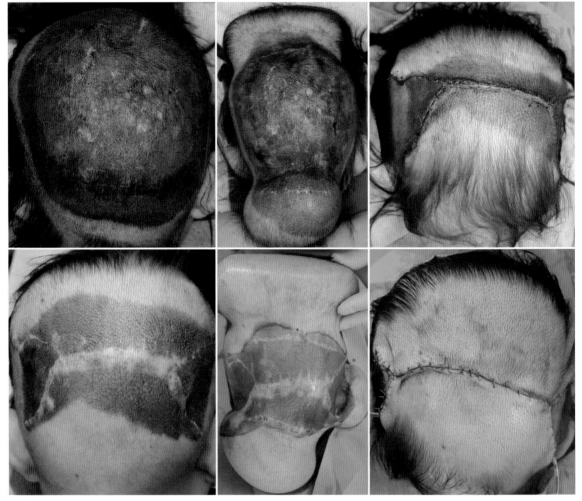

**図 4.** 頭部 GCMN，TE 再建症例

a：頭部巨大母斑(4歳)　　　　b：1回目の TE 拡張終了時　　　c：1回目の TE 抜去後
d：2回目 TE 挿入前(5歳)　　　e：2回目の TE 拡張終了時　　　f：2回目の TE 抜去後

<table>
<tr><td>a</td><td>b</td><td>c</td></tr>
<tr><td>d</td><td>e</td><td>f</td></tr>
</table>

ある(図4)．ただし，TE 再建手術を2回実施する
のは治療期間も長く，侵襲も大きくなる．

### 2．前額部

　前額部はキュレッテージとレーザー治療である
程度の整容性の改善が期待できる部位である(図
5)[8]．これは皮膚が厚くキュレッテージを行って
も肥厚性瘢痕になりにくいこと，毛髪で隠しやす
い部位であることも関係していると思われる．た
だし，外観上の問題が残る場合には TE を用いた
再建術を行うことになる．

### 3．頬部，鼻，眼瞼など

　頬部は顔面の正中にあり，キュレッテージを
行ってもその後に分割切除や TE による再建術が
必要となることが多い印象である．鼻，眼瞼は
キュレッテージを行っても肥厚性瘢痕を生じる，
あるいは瘢痕拘縮を起こすことも多いため，Qス
イッチルビーレーザー照射，ドライアイス圧抵な
どを考慮してもよい部位であると考えている．

### 4．体幹の母斑

　体幹，殿部，大腿などの GCMN は生後8か月
までにキュレッテージを行う方針である(図1)．
自家培養表皮を併用することで，できるだけ広範
囲のキュレッテージを行うことを目標としてい
る．1歳以降になると植皮が必要になるが，この
場合はハイブリッド型植皮を中心に行っている
(図6)[10]．

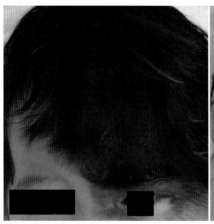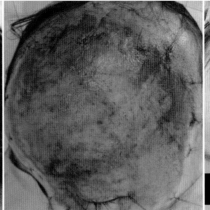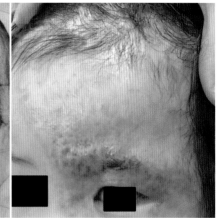

a | b | c

図 5. 前額，頭部，上眼瞼 GCMN
a：治療前（生後 4 か月）
b：キュレッテージ終了時
c：数回のレーザー追加照射後（2 歳）

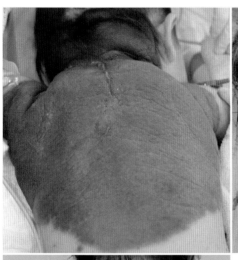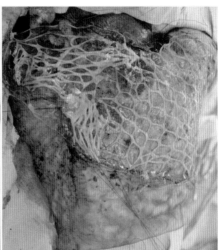

a | b
c

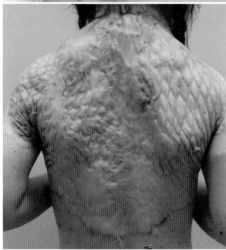

図 6.
背部から頭部，頸部 GCMN
　　a：初回手術時（1 歳）
　　b：3 回目のハイブリッド型植皮術（2 歳）
　　c：最終植皮術終了 3 年後（6 歳）

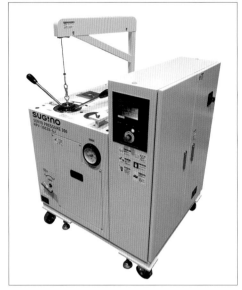

**図 7.** 高圧殺細胞装置の外観写真（（株）ス
ギノマシン提供）

### 5. 四肢の母斑

　四肢の母斑は TE を用いた再建を行う皮膚の余
裕がない場合が多く，植皮による再建が中心とな
る．大腿にはハイブリッド型植皮を行うこともあ
るが，上肢，下腿，足，手ではシート植皮，でき
れば全層植皮が望ましい．

### 高静水圧殺細胞装置を用いた皮膚再建

　国立循環器病研究センター生体医工学部長・山
岡哲二先生と共同で，皮膚腫瘍である先天性巨大
色素性母斑を除去し，200 MPa の高圧処置によっ
て組織中の細胞を死滅させた後に，患者に戻し移
植し，真皮再生を行い，この再生真皮の上に自家
培養表皮を移植する再生医療に取り組んでい
る[11]〜[13]．現在，first-in-human 研究で 10 症例の
研究[14]，高圧殺細胞装置（サーボプレッシャ 300，
（株）スギノマシン）の医療機器承認を目的とした
医師主導治験も終了している（図 7）．この治療法
が保険収載されれば，皮膚採取をせずに母斑治療
を実施することが可能になるが，実際には戻し移
植をする際には分層植皮とする必要があるため，
術後の瘢痕拘縮に対する対策も必要になると思わ
れる．

### 最後に

　キュレッテージと自家培養表皮の組み合わせに
ついて，当初はレーザー治療も組み合わせ外観上
問題のない結果になると考えて治療を行ってき
た．しかし，キュレッテージを行う際には，部位
によってはキュレッテージが困難な場所があり，
創治癒が遷延する，肥厚性瘢痕が生じる，長期間
の掻痒感が持続する，といった課題も多い．利点
としては，1 回の手術である程度大きな範囲の母
斑除去を行うことが可能で，多くの場合色調も改
善されることである．母斑細胞が深部に残存する
ことを踏まえ，1〜2 歳以降に，必要に応じて TE
による再建術，植皮術，レーザー追加照射，ドラ
イアイス圧抵などを実施して，母斑組織をできる
だけ切除するとともに外観上の改善を就学前に得
る方針は，結果的には手術回数を減らし，母斑細
胞もできるだけ除去する治療方針であると考えて
いる．

### 参考文献

1) Turkmen, A., et al.：Comparison of classification
   systems for congenital melanocytic nevi. Derma-
   tol Surg. **36**：1554-1562, 2010.
2) Arad, E., Zuker, R. M.：The shifting paradigm in
   the management of giant congenital melanocytic
   nevi：review and clinical applications. Plast
   Reconstr Surg. **133**：367-376, 2014.
3) Vourc'h-Jourdain, M., et al.：Large congenital
   melanocytic nevi：therapeutic management and
   melanoma risk：a systematic review. J Am
   Acad Dermatol. **68**：493-498. e1, 2013.
4) Polubothu, S., Kinsler, V. A.：Final congenital
   melanocytic naevi colour is determined by nor-
   mal skin colour and unaltered by superficial
   removal techniques：a longitudinal study. Br J
   Dermatol. **182**(3)：721-728, 2020.
5) Qiu, Y., et al.：Forehead deformities after tissue
   expansion：Retrospective analysis and recom-
   mendations. J Plast Reconstr Aesthet Surg. **72**
   (12)：2027-2032, 2019.

6) Matsumura, H., et al. : Application of the cultured epidermal autograft "JACE(®)" for treatment of severe burns : Results of a 6-year multicenter surveillance in Japan. Burns. **42**(4) : 769–776, 2016.

7) Moss, A. L. H. : Congenital 'giant' nevus : a preliminary report of a new surgical approach. Br J Plast Surg. **40** : 410–419, 1987.

8) Morimoto, N., et al. : Cultured epithelial autografts for the treatment of large-to-giant congenital melanocytic nevus in 31 patients. Regen Ther. **18** : 217–222, 2021.

9) Maeda, T., et al. : Efficacy of cultured epithelial autograft after curettage for giant melanocytic nevus of the head. Plast Reconstr Surg Glob Open. **6**(6) : e1827, 2018.

10) Im, S., et al. : A case of giant congenital melanocytic nevus treated with combination therapy of autologous mesh-skin grafts and cultured epithelial autografts. Plast Reconstr Surg Glob Open. **9**(6) : e3613, 2021.

11) Morimoto, N., et al. : The superiority of the autografts inactivated by high hydrostatic pressure to decellularized allografts in a porcine model. J Biomed Mater Res B Appl Biomater. **105**(8) : 2653–2661, 2017.

12) Jinno, C., et al. : Inactivation of human nevus tissue using high hydrostatic pressure for autologous skin reconstruction : a novel treatment for giant congenital melanocytic nevi. Tissue Eng Part C Methods. **21**(11) : 1178–1187, 2015.

13) Sakamoto, M., et al. : Melanin pigments in the melanocytic nevus regress spontaneously after inactivation by high hydrostatic pressure. PLoS One. **12**(11) : e0186958, 2017.

14) Morimoto, N., et al. : A novel treatment for giant congenital melanocytic nevi combining inactivated autologous nevus tissue by high hydrostatic pressure and a cultured epidermal autograft : first-in-human, open, prospective clinical trial. Plast Reconstr Surg. **148**(1) : 71e–76e, 2021.

PEPARS No.194：62-68, 2023

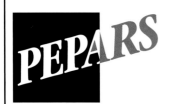

◆特集／あざの診断と長期的治療戦略
## 色素性母斑：
# 色素性母斑に対するレーザー治療

大出俊一[*1]　佐々木　了[*2]

Key Words：色素性母斑(melanocytic nevus)，巨大色素性母斑(giant congenital melanocytic nevus)，色素レーザー(pulsed dye laser；PDL)，Q スイッチ付きレーザー(Q-switched laser)，レーザー複合治療(combined laser therapy)

**Abstract**　　色素性母斑の治療の第一選択は切除である．しかし顔面などの整容面に配慮すべき箇所や，体幹や四肢に広範囲に存在する場合はレーザー治療が選択肢の1つとなる．色素性母斑は悪性化のリスクがあるため，悪性化を避けつつ整容性を保つことがポイントである．しかし，根治性が低く十分に治療が奏効しない症例も存在するため，最終的に外科的治療への移行も時に要する．レーザー治療の適応と限界を理解し，患者と家族の意思や背景も総合的に考慮し，治療を決定する．

## はじめに

先天性色素性母斑は小型のもので 100 人あたり 1 人，中型のものは 1,000 人あたり 6 人，巨大色素性母斑になると 500,000 人あたり 1 人とされる[1)2)]．色素性母斑が広範囲に及ぶ症例や整容面に配慮が必要な箇所に存在する場合はレーザー治療も選択肢となる．色素性母斑に対するレーザー治療は，$CO_2$ レーザーや Q スイッチ付きレーザー，ノーマル発振ルビーレーザーの単独照射，さらにはノーマルレーザーと Q スイッチ付きレーザーを組み合わせた複合照射療法などが報告されてきた．しかし，いずれの治療がより効果的で合併症が少ないかについては明確なエビデンスがまだない．当施設においては色素レーザーと Q スイッチ付きレーザーによる複合照射療法[3)4)]を行っている．どちらのレーザー照射装置も普及度が高く，

市中病院において，より診療に取り入れやすい利点がある．照射の実際と，色素性母斑に対するレーザー治療についての考察，レーザー治療の限界について以下に述べる．

## 方　法

### 1．照射の実際
### A．レーザー照射装置

現在当施設においては色素レーザーである V beam Ⅱ®(Syneron Candela)と Q スイッチ付きアレキサンドライトレーザーである Alex Ⅱ®(Syneron Candela)を用いている．さらに有毛部を認める病変に対しては，ロングパルスアレキサンドライトレーザーである GentleLASE®(Syneron Candela)を用いて脱毛を行っている．

### B．照射の設定と手技

照射の前に照射部位を診察し，確認を行う．発毛を伴う場合は，毛による熱傷に配慮して剃毛を行う．眼周囲の照射の際は，失明のリスクに配慮してコンタクトシェルの挿入などを必ず行う(図1)．レーザー後の色素沈着(PIH；post-inflammatory hyperpigmentation)を起こしやすい患者に

[*1] Shunichi OIDE，〒060-0004　札幌市中央区北4条西7丁目3-8　国家公務員共済組合連合会斗南病院形成外科，医員
[*2] Satoru SASAKI，同，診療部長

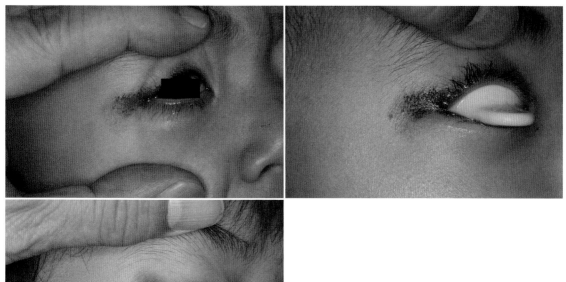
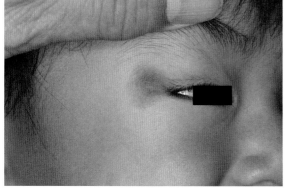

図 1.
コンタクトシェルで角膜を保護することにより眼球に近い場合でも照射することができる.

図 2.
瘢痕部や周囲の健常皮膚に照射されないように保護している.

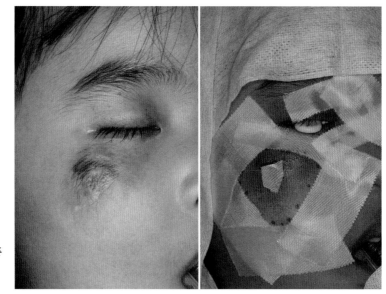

照射する場合や眼瞼などの皮膚が脆弱な部分の周囲に照射する場合は周囲の健常皮膚に照射しないようにテープを貼り周囲を保護することもある（図2）. 初回の照射設定は，色素レーザーはスポット径を 7 mm，パルス幅を 0.45 msec に，出力（fluence）を 6.5 J/cm²（乳児は 6.0 J/cm²）に設定し皮膚冷却装置はオフにしている. Q スイッチ付きアレキサンドライトレーザーはスポット径を 3 mm に出力を 9.5 J/cm²（乳児は 9.0 J/cm²）に設定し照射を行う. 毛を伴う場合は，ロングパルスアレキサンドライトレーザーをスポット径 15 mm，出力 24 J/cm²，DCD 30 msec/20 msec に設定して照射している. 照射に際して，最初に色素レーザーの照射を行う. スポットは1/2～1/3程度

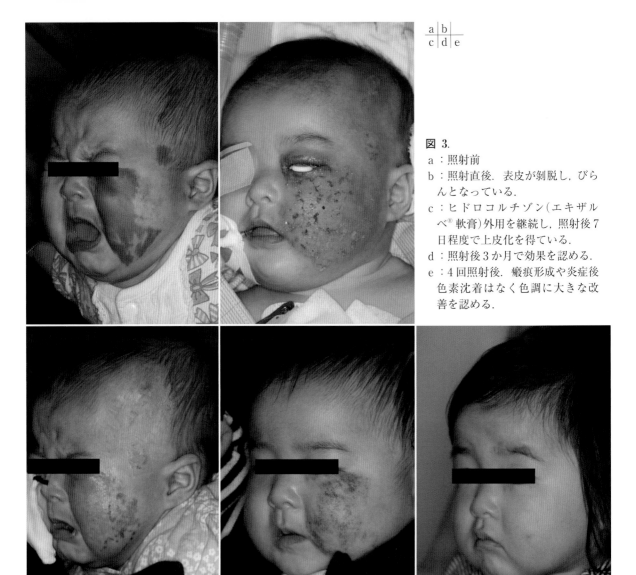

図 3.
a：照射前
b：照射直後．表皮が剥脱し，びらんとなっている．
c：ヒドロコルチゾン(エキザルベ®軟膏)外用を継続し，照射後7日程度で上皮化を得ている．
d：照射後3か月で効果を認める．
e：4回照射後．瘢痕形成や炎症後色素沈着はなく色調に大きな改善を認める．

に重ね打ちする．続いてQスイッチ付きレーザーも同様にスポットを1/2〜1/3程度重ねて照射する．色素レーザー照射直後に続けてQスイッチ付きアレキサンドライトレーザーを照射するため表皮がはじけて剥脱することもあるが，多くの場合は問題ない．

### C．照射後の処置

照射後は表皮が剥脱し，びらんとなることが多い．上皮化するまでに7〜10日程度を要する．通常の単独レーザー照射の際より滲出液が多くなる

ためハイドロコロイドなどの創傷被覆剤は用いず，ヒドロコルチゾン(エキザルベ®軟膏)の塗布を行っている(図3)．順調に上皮化していれば炎症によるPIHを予防するため，ヒドロコルチゾン酪酸エステル(ロコイド®軟膏)の処置を照射後1か月間行っていることが多い．その後は，ヘパリン類似物質(ヒルドイド®軟膏)による保湿と遮光を指導する．

### D．照射間隔

照射間隔は，瘢痕形成や色素脱失のリスクに配

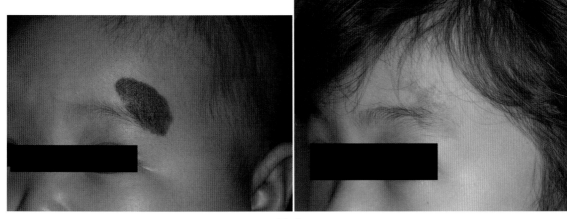

図 4.
半年ごとに期間をあけて照射することで眉毛が脱毛することなく病変
の色調に改善を認めている.

慮して最低でも 3 か月程度あけることとしている. 照射前と照射後 3 か月程度の写真を比較することにより治療効果を判定し, 潰瘍や瘢痕形成を認めない場合は Q スイッチ付きアレキサンドライトレーザーの出力(fluence)を $10 \, J/cm^2$ まで上げている. 眉毛や頭髪にかかる場合には, 色素レーザー照射による毛根へのダメージを考慮して, 照射が複数回に及ぶ場合は 6 か月おきの照射としたり, 脱毛レーザーを併用している場合は脱毛レーザーを 1 回おきに照射する工夫を行っている(図4).

## 考　察

### 1. 色素性母斑のレーザー治療

先天性色素性母斑の発生率は, 1〜2% の割合で出生時からもしくは出生後数週間で出現する[5]. 小型(長径 1.5 cm 未満)では 100 人あたり 1 人, 中型(長径 1.5〜20 cm 未満)は 1,000 人あたり 6 人, 巨大色素性母斑(長径 20 cm 以上)では 500,000 人あたり 1 人とされる[1)2)]. Kopf らは成人になった段階で長径 20 cm 以上のものを巨大色素性母斑とし, 乳幼児の場合は頭部の病変を 1.7 倍, 下肢では 3.4 倍, その他の部位では 2.8 倍することで成人期の大きさに換算している[6]. 先天性色素性母斑が顔面や整容面に配慮が必要な箇所に存在する場合や巨大色素性母斑の場合は切除や植皮術を行うと, 瘢痕形成や植皮の色素沈着により好ましくない結果となることが多い. 先天性色素性

母斑の悪性化のリスクは様々な報告が存在し, 最近の報告では 0.7〜2.9% とされている[7)8)]. 悪性化のリスクがある以上は, 母斑細胞の完全な除去が治療において理想的である. しかし, 外科的切除を行った場合においても脂肪織内や筋肉内に残存した母斑細胞から再発した症例[9]の報告もあるため母斑細胞の完全な除去は困難である. また, 頻回なレーザーの直接的な影響により, 病変が悪性化した報告はない. このようなことから, 色素性母斑に対する治療法として, 整容面に配慮しつつも悪性化についても配慮したバランスの取れた治療としてレーザー治療も 1 つの選択肢となる.

### 2. 従来のレーザー照射療法について

巨大色素性母斑のレーザー治療において $CO_2$ レーザーなどの削皮的治療が用いられていた[10]が, 瘢痕形成が強く治療部に重篤な感染を起こした報告もある[11]. ロングパルスルビーレーザーや Q スイッチ付きルビーレーザーの単独照射の報告[12]もある. Eggen らによる先天性色素性母斑に対するレーザー療法の systematic review[11]によると小型の色素性母斑に関しては, Q スイッチ付きレーザーが多く使用されていることがわかったが, 術後の再度色素沈着を認め根治性に欠けるとしている. 単独照射では深層の母斑細胞を破壊することは困難であり, 低出力のロングパルスルビーレーザーを照射し表皮を剥離することにより基底層の母斑細胞を除去したのちに Q スイッチ

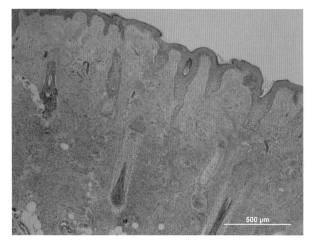

図 5.
当院での複数回の色素レーザー照射とQスイッチ付きレーザー治療を行った検体を病理にて検討したところ，表層から 0.5～0.6 mm の母斑細胞が完全に消失していることがわかった．
（当院　病理診断科　小山田　ゆみ子博士より画像提供）

付きルビーレーザーを照射することでさらに深層の母斑細胞を破壊する複合照射療法が報告された[13]～[16]．さらには，Dave らにより，$CO_2$ レーザーと YAG レーザーによる複合照射についての報告も見られた[14]．しかし，多様な照射方法の報告があるものの，いずれの単独照射や複合照射がより効果的でかつ有害事象が少ないかについては明確なエビデンスがない[11]．アジア人においては悪性化のリスクが欧米人に比して低いことや，逆に欧米人に比して肥厚性瘢痕を形成しやすい[17]ことを考慮すると，侵襲度の高い $CO_2$ レーザーなどの削皮的治療ではなく，より瘢痕形成が少なく，効率的な母斑細胞の破壊が期待できる照射方法が望ましいと言えるだろう．

### 3．色素レーザー照射と Q スイッチ付きレーザーの複合照射について

Q スイッチ付きアレキサンドライトレーザーは，波長が 755 nm であり，パルス幅は 50 nsec である．メラニンへの吸収性が高く，photomechanical effect（光機械的効果）によりメラニンを伴う母斑細胞を破壊する．しかし，色素性母斑においてはメラニンを含まない C 型母斑細胞が増殖しており，Q スイッチ付きレーザーの単独照射では十分に母斑細胞を破壊できないとされる．色素レーザーは，波長が 595 nm であり血管病変によく使用され，皮膚の色素であるメラニンやヘモグロビンへの吸収率が高い．さらには Q スイッチ付きレーザーよりもパルス幅が長く，周囲組織に対する非特異的な photothermal effect（光熱効果）が期待できるためメラニンを含まない母斑細胞も破壊

することができると考える．我々の方法において皮膚冷却装置をオフにしている理由は，この photothermal effect を最大限に得るためである．当院での複数回の色素レーザー照射と Q スイッチ付きレーザー治療を行った検体について病理組織学的検討をしたところ，表層から 0.5～0.6 mm の母斑細胞が完全に消失していることがわかった（図 5）．このことは色素レーザーと Q スイッチ付きレーザーの複合レーザー照射が母斑細胞を除去できることの直接的な根拠となる．Funayama らの報告においても計 16 回の照射後に照射部位の病理組織を検討したところ，皮膚全層において母斑細胞が消失していることがわかっている[4]．単一レーザー照射よりも根治性が高いと考えられ，瘢痕形成が少なく，1 週間程度で上皮化が得られる本法は，整容面によく配慮した治療法であり顔面だけでなく，女児の乳頭部や管理の難しい陰部のように繊細な配慮が必要な箇所についてもよい適応となる[18]．

### 4．治療の開始時期

治療の開始は，皮膚の薄い乳幼児期に開始するのが望ましい[14][19]．母斑細胞は出生早期においては表皮に留まるが，自然経過で母斑細胞がより深部に浸潤していくとされる[20]．当科では可能な限り生後 3 か月未満から開始している．

### 5．治療の限界

レーザー照射療法が奏効し乳幼児期に色調が薄くなり，整容的な満足が得られたとしても残存する母斑細胞が自然な経過で再び増殖してくることがある．そのため治療を終了した後も定期的に経

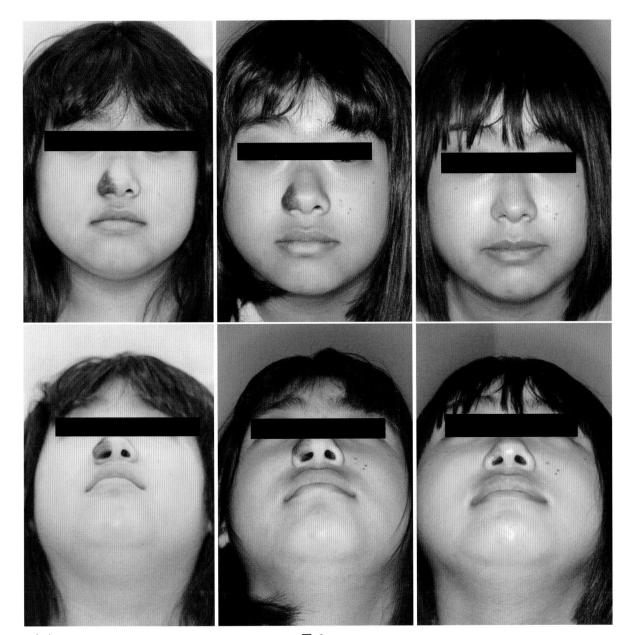

a | b | c

図 6.
a：治療前．右鼻翼部から鼻孔にかけて色素性母斑を認める．
b：複合レーザー合計9回施行後3か月．母斑はまだ目立つ．
c：全層植皮後2年半後．色調と形態ともに良好である．

過観察を行い，色調が濃くなった場合は再度照射を行う．複数回の照射を経ても色調が変化しない症例や，照射を重ねることによる色素脱失や色素沈着，瘢痕形成を呈する症例も見られる．レーザー照射療法による頻回の入院や身体的苦痛，治療効果が不十分な場合の精神的苦痛も考慮すべきである．症例によっては，顔面に存在する場合でも全層植皮術により良好な結果が得られる場合が

ある（図6）．分割切除，皮膚全層での切除と全層植皮，また顔面に認める場合は局所皮弁や組織拡張器による再建もレーザー照射療法に続く選択肢と考えるべきである．

結　論

先天性色素性母斑の治療は，顔面などの整容面に配慮が必要な症例や広範な病変を認める症例の

場合はレーザー照射療法も選択肢となる．従来，色素性母斑に対して様々な手法のレーザー照射による治療が報告されてきたが，いずれの手法が最も効果的かつ有害事象が少ないかについては明確なエビデンスはない．当施設においてはより広く普及している色素レーザーとＱスイッチ付きアレキサンドライトレーザーの複合照射を行っている．瘢痕形成が少なく，市中病院においてより診療に取り入れやすいという利点もある．実際の治療においては悪性化のリスクと整容を保つことの均衡を考慮しながら，レーザー治療の限界について理解し，外科的治療への移行を検討することが重要である．

**参考文献**

1) Rhodes, A. R. : Melanocytic precursors of cutaneous melanoma. Estimated risks and guidelines for management. Med Clin North Am. **70** : 3-37, 1986.

2) Rhodes, A. R., et al. : Risk factors for cutaneous melanoma. A practical method of recognizing predisposed individuals. JAMA. **258** : 3146-3154, 1987.

3) 佐々木　了ほか：色素性母斑に対する色素レーザーとＱスイッチ付レーザーの複合照射療法. 日レ医会誌. **28**(3) : 272, 2007.

4) Funayama, E., et al. : Effectiveness of combined pulsed dye and Q-switched ruby laser treatment for large to giant congenital melanocytic naevi. Br J Dermatol. **167** : 1085-1091, 2012.

5) Alikhan, A., et al. : Congenital melanocytic nevi : where are we now? Part Ⅰ. Clinical presentation, epidemiology, pathogenesis, histology, malignant transformation, and neurocutaneous melanosis. J Am Acad Dermatol. **67** : 495 e491-417 ; quiz 512-494, 2012.

6) Kopf, A. W., et al. : Congenital nevocytic nevi and malignant melanoma. J Am Acad Dermatol. **1** : 123-130, 1979.

7) Vourc'h-Jourdain, M., et al. : aRed : Large congenital melanocytic nevi : therapeutic management and melanoma risk : a systematic review. J Am Acad Dermatol. **68** : 493-498 e491-414, 2013.

8) Krengel, S., et al. : Melanoma risk in congenital melanocytic naevi : a systematic review. Br J Dermatol. **155** : 1-8, 2006.

9) Streams, B. N., et al. : A nonepidermal, primary malignant melanoma arising in a giant congenital melanocytic nevus 40 years after partial surgical removal. J Am Acad Dermatol. **50** : 789-792, 2004.

10) Michel, J. L., Caillet-Chomel, L. : Treatment of giant congenital nevus with high-energy pulsed $CO_2$ laser. Arch Pediatr. **8** : 1185-1194, 2001.

11) Eggen, C. A. M., et al. : Laser treatment of congenital melanocytic naevi : a systematic review. Br J Dermatol. **178** : 369-383, 2018.

12) Ostertag, J. U., et al. : Congenital naevi treated with erbium : YAG laser(Derma K)resurfacing in neonates : clinical results and review of the literature. Br J Dermatol. **154** : 889-895, 2006.

13) Park, S. H., et al. : Combined laser therapy for difficult dermal pigmentation : resurfacing and selective photothermolysis. Ann Plast Surg. **47** : 31-36, 2001.

14) Dave, R., Mahaffey, P. J. : Combined early treatment of congenital melanocytic naevus with carbon dioxide and NdYag lasers. Br J Plast Surg. **57** : 720-724, 2004.

15) Kono, T., et al. : Treatment of congenital melanocytic nevi using the combined(normal-mode plus Q-switched)ruby laser in Asians : clinical response in relation to histological type. Ann Plast Surg. **54** : 494-501, 2005.

16) Kono, T., et al. : A giant melanocytic nevus treated with combined use of normal mode ruby laser and Q-switched alexandrite laser. J Dermatol. **30** : 538-542, 2003.

17) Chan, H. H. : Laser treatment of nevomelanocytic nevi : can results from an Asian study be applicable to the white population? Arch Dermatol. **138** : 535, 2002.

18) Funayama, E., et al. : Combination laser therapy as a non-surgical method for treating congenital melanocytic nevi from cosmetically sensitive locations on the body. Lasers Med Sci. **34** : 1925-1928, 2019.

19) Kishi, K., et al. : Early serial Q-switched ruby laser therapy for medium-sized to giant congenital melanocytic naevi. Br J Dermatol. **161** : 345-352, 2009.

20) Walton, R. G., et al. : Pigmented lesions in newborn infants. Br J Dermatol. **95** : 389-396, 1976.

PEPARS No.194：69-78，2023

◆特集／あざの診断と長期的治療戦略

# 発毛を伴うアザのレーザー治療

大城貴史[*1]　佐々木克己[*2]　大城俊夫[*3]

Key Words：先天性色素性母斑(congenital melanocystic nevi)，遅発性扁平母斑(nevus spilus tardivus)，立毛筋母斑 (nevus leiomyomatosus)，レーザー治療(laser treatment)

**Abstract**　アザの中には発毛を伴うものがあり，代表的な疾患としては，先天性色素性母斑，遅発性扁平母斑，立毛筋母斑(平滑筋母斑)が挙げられる．これらのアザは先天的に発毛を伴っている場合もあるが，年齢とともに発毛を生じることもある．来院される患者は色調の改善はもとより毛をなくしたいという希望が多いため，色調の改善とともに減毛治療が必要となる．医療用脱毛レーザー機器が開発され，国内でも承認機器が多数出てきていることもあり，医療レーザー脱毛の技術応用がアザ治療へも進んできているが，いわゆるアザの脱毛治療は一般的な脱毛治療とは異なる．疾患特性を理解した上で，各症例に適した脱毛治療を行っていくことが必要である．

## はじめに

いわゆるアザの治療はレーザー治療が導入されてから大きく変容した．真皮メラノサイトーシスである太田母斑や毛細血管奇形は真皮内メラノサイト(メラニンを含んだ)や真皮内毛細血管に対してのレーザー光による選択的組織破壊が可能となったため，レーザー治療が第一選択になっている．またメラノサイト系母斑である扁平母斑や遅発性扁平母斑，また先天性色素性母斑(先天性母斑細胞母斑)に対しても単独のレーザー治療ないし複合レーザー治療を行うことで一定の効果が得

られるため，治療の選択肢に入っている．

一方アザの中には発毛を伴うアザもある．メラノサイト系母斑の先天性色素性母斑や遅発性扁平母斑，平滑筋の過誤腫である立毛筋母斑(平滑筋母斑)などである．これらのアザは先天的に発毛を伴っている場合もあるが，年齢とともに発毛を生じることもある．来院される患者は色調の改善はもとより毛をなくしたいという希望が多い．そのため治療においては色調の改善とともに毛を目立たなくする治療が必要となる．1990年代後半に医療用脱毛レーザー機器が開発され，近年は国内でも承認機器が多数出てきている．

本稿では，発毛を伴うアザ(先天性有毛性色素性母斑，遅発性扁平母斑，立毛筋母斑)に対してのレーザー治療について，減毛および軟毛化に主眼を置き，自験例を踏まえた概説を行う．

*1 Takafumi OHSHIRO, 〒160-0016　東京都新宿区信濃町 34 JR 信濃町駅ビル 2F　大城クリニック，院長
*2 Katsumi SASAKI，同，副院長
*3 Toshio OHSHIRO，同，理事長

## 先天性有毛性色素性母斑

### 1．レーザー治療の位置づけ

先天性色素性母斑(congenital melanocystic nevus；CMN)は，神経堤由来の色素性細胞が皮膚に遊走してくる際に，何らかの理由で未分化な母斑細胞として増殖し，母斑組織が形成される良性のメラノサイト系母斑である．

CMN には先天的に発毛を伴うタイプ(hairy congenital melanocystic nevus；HCMN)と発毛を伴わないタイプがあるが，先天的に発毛を伴わないタイプでも加齢とともに発毛を伴うことが多いため，すべての症例において発毛は伴うと考えた方がよい．

CMN の治療においては，巨大な CMN など悪性化が懸念される場合には，母斑の完全切除が第 1 選択となり，分割切除や組織拡張器を用いた切除再建などが行われる．中型，小型の CMN においては母斑の悪性化の頻度が少ないことから，母斑組織の黒い色調を周囲の色調に合わせ周囲の正常な皮膚の質感に近づける，いわば母斑組織を減量していく(母斑細胞の数を減少させる)治療法も選択肢に入る．母斑組織の減量を目的として行う治療法には，キュレッテージ，剝皮術，レーザー治療などがある．

CMN の治療にレーザー治療が導入された 1970 年代後半以降は，波長 694 nm，照射時間 1 msec のルビーレーザーが主として使用された[1]．1990 年以降，Q スイッチ発振が可能になってからは，メラニン選択性をより高め，照射部の瘢痕化リスクを減少させるために照射時間が nsec レベルの Q スイッチルビーレーザーが導入された．また 1 種類のレーザー機器を用いた治療では治療効果に限界があったため[1~3]，単なる面照射，点照射のみでなく Zebra 照射(創傷治癒向上のため線状に縞模様状に照射する方法)などの照射の工夫が行われてきた[1]．その後治療期間の短縮化や治療効果の向上のために，複数のレーザーを同時に併用して照射する複合レーザー治療が行われるようになってきている[4~10]．

### 2．レーザー治療の実際

HCMN の治療に使用されるレーザー機器は，目的別に大別すると，① 浅層の色素性母斑を除去するために使用されるレーザー，② 深層の色素性母斑を除去するために使用されるレーザー，③ 脱毛目的に使用されるレーザー，④ その他の目的にて使用するレーザー(傷あと修正など)，の 4 種類がある．

① 表皮および真皮浅層の母斑細胞の蒸散目的にて炭酸ガスレーザー(10600 nm)や Er：YAG レーザー(2940 nm)を用いるほか，メラニン吸収の高い波長で 0.2~20 ms 前後のパルス幅を持つロングパルスレーザーを使用する．ロングパルスレーザーとしては，ルビーレーザー(694.3 nm)，色素レーザー(585~595 nm)，アレキサンドライトレーザー(755 nm)などを使用する．ロングパルスレーザーは，母斑細胞の蒸散目的以外に母斑内の脱毛目的に使用できるため HCMN では使用しやすい．

② 真皮深層の母斑を選択的破壊するために Q スイッチレーザー各種が用いられる．なかでもメラニン吸収の波長，照射時間，照射径から考慮して Q スイッチルビーレーザーが使用しやすい．Q スイッチレーザーの単独使用では母斑内の減毛に対しては効果が低い．

③ 色素性母斑内の毛の脱毛目的には，いわゆる脱毛レーザーであるロングパルスアレキサンドライトレーザー(755 nm)，ロングパルス Nd：YAG レーザー(1064 nm)などを使用する．

④ その他として，レーザー治療後に生じる皮膚の質感の低下や瘢痕の改善にフラクショナルレーザーを使用する．

我々は CMN の症例に応じて複数のレーザーを同時ないし連続して照射する複合レーザー治療を行っている．まずウルトラパルス炭酸ガスレーザーにて表層の母斑組織を真皮浅層までアブレージョンし，直後に真皮深層の母斑細胞に対し Q スイッチルビーレーザーの 2~3 回の重ね照射(前述の ①＋②)を行い，母斑細胞の減量を行う[11]．HCMN においては，母斑細胞の減量が進んだ段階で ① ロ

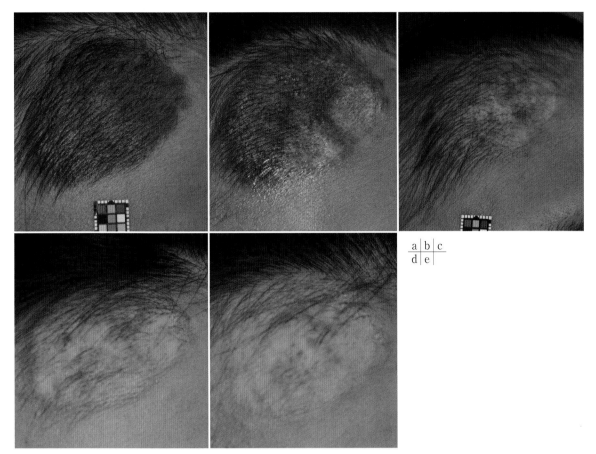

**図 1.** 右前額部の有毛性先天性色素性母斑(症例1)に対するテスト照射とその後の経過

a：治療前
b：テスト照射後3か月
　　右上：複合レーザー治療 ① ショートパルスルビーレーザー照射後に Q スイッチルビーレーザーを照射後
　　右下：複合レーザー治療 ② ウルトラパルス炭酸ガスレーザー照射後に Q スイッチルビーレーザーを照射後
c：複合レーザー治療 ② を2回施行後6か月
d：ロングパルスアレキサンドライトレーザー10回治療後5か月
e：点状再発部に対して複合レーザー治療 ② を2回施行後6か月

ングパルスレーザー＋②Qスイッチレーザーに切り替えるが，症例により効果が異なるため，その段階でテスト照射を行う．減量した母斑細胞の状態に応じて，①＋②の点治療，②のみの面治療，③を用いた脱毛治療などの治療に移行する．

**3．症例供覧**

HCMN のレーザー治療では，個々の症例によって複合レーザー治療に対する治療効果に違いがあるため，広範囲症例やレーザー治療機器の選択に迷う場合には，本治療の前にテスト照射を行って有効な母斑細胞の減量方法および脱毛(減毛)が可能であるかを確認した方がよい．

**症例1**：右前額部 HCMN，22歳，女性(図1)

22歳まで無治療の HCMN であり，母斑部は肥厚している状態だった．母斑の有効な減量方法の確認のため複合レーザー治療 ① ショートパルスルビーレーザー＋Qスイッチルビーレーザー，② ウルトラパルス炭酸ガスレーザー＋Qスイッチルビーレーザーのテスト照射を行った．複合レーザー治療 ① では軽度瘢痕化および色素脱失を認めたため(図1-b)，複合レーザー治療 ② を開始した．複合レーザー治療 ② を2回施行後(図1-c)，ロングパルスアレキサンドライトレーザーによる脱毛治療を2〜3か月毎に10回施行(図1-d)，母斑細胞

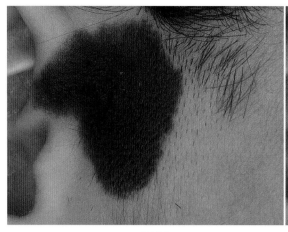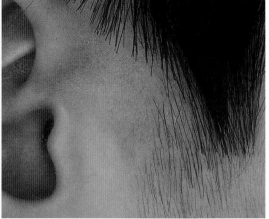

<table>
<tr><td align="center">a．治療前</td><td align="center">b．最終治療後2年</td></tr>
</table>

**図 2**. 右耳前部の有毛性先天性色素性母斑(症例 2)

の点状再発を認めたため，再発部に対して再び複合レーザー治療②を2回施行した．若干の瘢痕形成および色素脱失を認めたが，減毛および軟毛化は得られ，化粧にて母斑を隠せる状態になったため治療を中止した．現在経過観察中である．

**症例2**：右耳前部 HCMN，3歳，男児(図2)

耳前部 HCMN に対して，ウルトラパルス炭酸ガスレーザーとQスイッチルビーレーザーを用いた複合レーザー治療を1回施行後，2〜3か月おきにQスイッチルビーレーザー単独照射を3回施行した．その後点状再発に対してウルトラパルス炭酸ガスレーザーとQスイッチルビーレーザーを用いた複合レーザー治療，Qスイッチルビーレーザー単独治療を計6回施行後2年の状態(図2-b)である．母斑の有毛部は治療経過の中で軟毛化が得られたため脱毛レーザーは使用する必要がなかった．若干の色素沈着は残ったが，その後の経過でも母斑細胞の再発は認めず，また脱毛治療は必要としていない．

**4．治療におけるポイントと長期経過**

CMN に対してのレーザー治療は，1980年に Ohshiro が大型ルビーレーザー(694 nm，1 ms)を用いた細胞選択的治療の治療について報告している[1]．その後は単一のレーザーを用いた治療が主に行われてきた[2][3]が，各種レーザーの開発により複数のレーザーを同時にないし連続して使用する複合レーザー治療が考案されてきている[4]〜[11]．

我々はウルトラパルス炭酸ガスレーザーで表皮および真皮浅層の蒸散を行い浅層の母斑細胞の効率的な減量を行い，同時に真皮深層の母斑細胞の選択的破壊目的にてQスイッチルビーレーザーを同時に照射する方法を行っている．ウルトラパルス炭酸ガスレーザーによる皮膚浅層の蒸散は深部への熱影響が少なく，また CMN は有毛性であることが多いため上皮化が早い．そのため母斑の浅層のみの蒸散を行うのであれば瘢痕化のリスクが少ない．また表皮メラニンおよび真皮浅層母斑細胞が除去された後は，メラニン吸収を阻害する因子がなくなるためQスイッチレーザーの深達性が高まり，より深部の母斑細胞に対しての治療効果が期待できるようになる．

一方メラニン吸収波長や母斑細胞の選択的破壊の点からロングパルスレーザーを先行して照射し，表皮剝離および基底層周囲の母斑細胞を選択的に破壊してから，深部病変に対してQスイッチレーザーを照射する方法も有効である．ロングパルスのレーザー照射の際，母斑細胞のみではなく周囲の組織に熱変性を起こして瘢痕を形成するリスクが高いため，適切な照射条件の設定が重要である．

HCMN では，母斑の色調の改善とともに脱毛治療が必要である．先の症例でも供覧したように複合レーザー治療を行うと減毛効果が得られる．一方Qスイッチレーザー単独照射を乳幼児期か

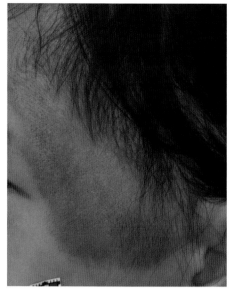

図 3. Qスイッチルビーレーザー単独照射のみで母斑細胞の減量を行った症例

ら行っていた症例（複合治療なし，脱毛治療なし）では，母斑細胞の減量は得られるが，脱毛効果が乏しいため，結果として残った毛の処理に難渋することが多い（図3）．そのためHCMNのレーザー治療では，Qスイッチレーザー単独照射を先行するよりは，色調の改善と脱毛を目的に複合レーザー治療を先行した方がよい．我々の経験では複合レーザー治療にて母斑細胞の減量や減毛が得られた状態で脱毛レーザー治療に移行した方が治療効果が高い．脱毛レーザーとしてはロングパルスアレキサンドライトレーザーやロングパルスNd:YAGレーザーが有用である．HCMNの毛に対するレーザー脱毛は，一般のレーザー脱毛とは異なる．HCMNでは毛の密度が高く，毛根が深く，毛幹が太く，レーザー脱毛後に再度発毛してくるまでの期間が短いことが多い．そのため通常のレーザー脱毛より治療間隔を短く，照射エネルギー密度を高めに，照射時間は長めに設定している．ただし症例により発毛の状態が異なるため，個別に照射条件の設定が必要であり，また一旦減毛し軟毛化が得られても母斑細胞の再発が見られた段階で再び発毛することがあるため長期的なフォローアップが重要である．レーザー脱毛では治療回数が多くなり，また治療期間が長期に亘る

ことが予想される症例では，電気脱毛も考慮した方がよい．

## 遅発性扁平母斑

### 1．レーザー治療の位置づけ

　思春期以降に出現する多毛を伴った褐色斑を遅発性扁平母斑（nevus spilus tardivus；NST）と呼んでいる．NSTの好発部位は，肩，胸，肩甲部および大腿部であり，肩から胸，上腕にわたるNSTはBecker母斑と呼ぶ．

　組織学的には表皮におけるメラニン色素の増加を主体とし，真皮内に平滑筋線維の増生を認めることがある．真皮，表皮に母斑細胞や母斑巣は存在しない．時に表皮突起の延長，表皮肥厚，毛包の過形成を見る．

　NSTに対しては，ロングパルスルビーレーザー照射，ドライアイスや雪状炭酸による圧抵術などの表皮剝離術が行われてきた．NSTは表皮メラニンの機能的な生成過剰による色調異常が主であるため，皮膚に瘢痕を残すような治療は施行しにくい母斑の1つであったが，メラニンを含んだメラノサイトを標的としたショートパルスルビーレーザーやQスイッチレーザーの開発が進み治療法の選択の幅が広がった．メラニン吸収という点ではどの波長のレーザーでも反応するが，瘢痕を形成させずにメラニン（ないしメラニンを含んだメラノソーム）のみを破壊するという点で，高いピークパワーを持ち，照射時間をnsecに短縮化したQスイッチレーザーが使用されている．褪色後の再発防止や母斑内の毛の脱毛目的に脱毛レーザー（ロングパルスアレキサンドライトレーザーなど）が使用できる．

### 2．レーザー治療の実際

　色調が濃いNSTの場合には，まず色調の改善目的でQスイッチレーザー（ルビー，アレキサンドライト，Nd:YAG（532 nm））を使用する．Qスイッチレーザー照射後には，immediate whitening phenomenon（IWP；照射直後に照射部に一致して表皮が白変する反応）が照射部位に一致して見ら

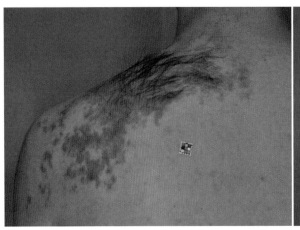
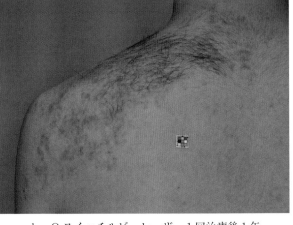

a．治療前 　　　　　　　　　　b．Qスイッチルビーレーザー1回治療後1年

**図 4**．左肩の遅発性扁平母斑（症例3）

れる．IWPが見られない時には痂皮が形成されないため，照射エネルギー密度を上げて照射する．通常照射後約1週間で痂皮脱落が見られる．上皮化後の皮膚表面は淡紅色をしているが，徐々に周囲の色調に回復してくる．

　Qスイッチレーザー照射により色調が褪色する症例，逆に色調が濃くなる症例，照射部位の周囲にリング状の色素沈着を呈する症例など，反応は様々である．痂皮脱落後に色調が濃くなる場合や周囲にリング状の色素沈着が見られる場合は炎症後色素沈着であることが多い．十分な経過観察期間をとると炎症後色素沈着は軽減してくる．照射後に1年以上経過観察してみると，完全に褪色した症例，色調が薄くなった症例，色調が薄くなったが毛が目立つ症例，元通りの色調に戻った（再発）症例に大別できる．

　我々は色調が薄くなった症例ないし色調が薄くなったが毛が目立つ症例に対しては，毛包からの再発を抑制する目的で脱毛レーザーであるロングパルスアレキサンドライトレーザーを繰り返し照射する方法を行っている．

　再発症例ではレーザー照射のみで完全に再発を抑え込むことは難しいため，後療法として遮光，脱色素軟膏外用，トレチノイン外用などを併用する．

### 3．症例供覧

**症例3**：左肩 NST，26歳，男性（図4）

15歳に発症した左肩のNSTに対して，Qスイッチルビーレーザー照射1回施行後1年の状態（図4-b）である．炎症後色素沈着のため照射後5か月目までは色調の増悪が見られたが，その後も経過観察にて，1年後には褪色と減毛が認められた．NSTではQスイッチルビーレーザー単独照射でも若干の減毛および軟毛化は得られる．

**症例4**：右肩，右上腕，右前胸部 NST，25歳，男性（図5）

14歳に母斑が出現し徐々に発毛が見られるようになったため，25歳時に来院された．色調の改善というよりも肩の多毛に対する治療を希望されていたため，3年間かけて背部から肩にかけロングパルスアレキサンドライトレーザーによる脱毛治療を行った．2か月ごとに18回施行し，色調の改善および減毛効果が得られ，治療は一旦中止とした．45歳時に前胸部の多毛の治療目的にて来院された．背部は18年後の状態でも色調の改善および脱毛の状態は維持されていた．そのため前胸部の色調の改善および脱毛目的で前胸部のみロングパルスアレキサンドライトレーザー照射を行った．2か月ごとに8回施行し1年の状態である．背部と同様に前胸部も色調の改善および減毛効果が得られている．NSTの治療ではロングパルスアレキサンドライトレーザー照射を行うことで減毛だけでなく色調の改善も得られることが多い．

### 4．治療におけるポイントと長期経過

　NSTは，皮膚の色調が茶色であるだけで性状に

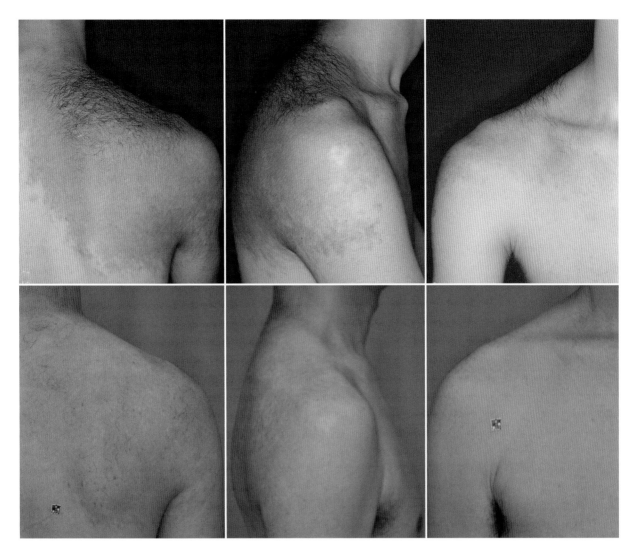

<table>
<tr><td>a</td><td>b</td><td>c</td></tr>
<tr><td>d</td><td>e</td><td>f</td></tr>
</table>

図 5. 右肩, 右上腕, 右前胸部の遅発性扁平母斑(症例 4)

a〜c：治療前

d〜f：最終治療後 1 年

異常を認めない機能的な色素異常であり, 場合によっては発毛を有するアザである. そのため完全に色調が改善し, 毛が目立たなくならなければ患者の満足度が得られない. 患者本人が脱毛治療のみを希望することも少なくないため, どのような治療を行うかによって方針が変わってくる.

NST は Q スイッチルビーないしルビーレーザー治療が保険適用になっているため, 患者が治療開始を希望される場合, Q スイッチルビーレーザー治療を選択されることが多い. しかしながら我々の経験では Q スイッチレーザーのみで NST の色調が改善できるのは 4%弱にすぎない[12].

Q スイッチレーザー治療後に見られる NS や NST の点状ないし面状の再発は, 毛包部などの皮膚付属器に残存したメラノサイトの遊走によって起こると考えられている[13]. 毛包内に残存したメラノサイトにダメージを与えるという目的で, ショートパルス/ロングパルスルビーレーザーと Q スイッチルビーレーザーとの併用療法[14]などの Q スイッチルビーレーザーを主とした複合レーザー治療の報告がなされているが, 我々の経験でも再発期間が延長されるだけでどれも満足のいく成果は出ていない.

我々は毛包周囲にダメージを与え再発を抑える

ことで色調のコントロールを行い，また発毛している症例では減毛効果も期待できるという点から，ロングパルスアレキサンドライトレーザーを使用している．ロンパルスアレキサンドライトレーザー照射により毛幹が熱せられ，毛包部の再発機転および発毛部位に間接的にダメージを与えることができると考えている．

　Qスイッチルビーレーザー治療後に，ロングパルスアレキサンドライトレーザーを使用すると30％程度の改善が得られるようになる[12]．長期経過においても，ロングパルスアレキサンドライトレーザー照射後に色調の改善および脱毛の効果が得られ，その効果が10年以上継続している症例も経験している（図5）．

　NSTに対するロングパルスアレキサンドライトレーザー照射は，一般的なレーザー脱毛と同様の照射条件で治療を開始するが，照射後の毛が生えそろうまでの期間や軟毛化の程度を考慮しながら，照射間隔や照射条件の調整を行う必要がある．NSTの色調が濃い症例では熱傷の可能性が高くなるため，ロングパルスNd:YAGレーザーを選択した方がよい．

## 立毛筋母斑
### （平滑筋母斑や平滑筋過誤腫とも言う）

### 1．レーザー治療の位置づけ

　毛包に付着する立毛筋（平滑筋）の過誤腫（smooth muscle hamartoma）であり，立毛筋母斑（nevus leiomyomatosus；NL）と呼ばれる．一般に出生時ないし生後間もない時期より認められる．多毛を伴う，わずかに浸潤を触れる常色（肌色）の局面もしくは褐色斑である．体幹に好発する．組織学的には真皮から皮下にかけて平滑筋線維が束状に増生している[15]．

　NLは生来の母斑であるが，時に成長に伴う多毛に気付いて受診されることもある．比較的稀な疾患ではあるが，多毛が主訴であるため，医療レーザー脱毛目的で来院される．当施設では医療レーザー脱毛が導入された1990年代後半から年間2～3人の立毛筋母斑の初診患者の診察を行っている．治療経過が長期に亘る可能性があり，症例に応じてレーザーの種類や治療間隔などを変えていかなくてはならない旨を説明の上，同意が得られた患者に対してレーザー脱毛を施行してきている．

### 2．レーザー治療の実際および症例供覧

　レーザー脱毛ではまずロングパルスアレキサンドライトレーザーを用い，症例に応じてロングパルスNd:YAGレーザーを使用している．代表的な症例を供覧する．

　**症例5**：右側胸部のNL，1歳，女児（図6）

　生下時より見られた局所的な多毛に対してレーザー脱毛目的にて来院された．局所に周囲より太い毛の増加を認めたものの，皮膚の色調は常色で多毛以外には皮膚の性状に異常は認められなかった．ロングパルスアレキサンドライトレーザーによる治療を開始した．当初は2か月ごとの照射をしていたが毛の生えそろうまでの期間が短く，1年間は治療効果が認められなかった．そのため治療間隔を1か月とし照射エネルギー密度を高くしたところ，徐々に毛の密度が薄く，まばらになり，軟毛化が得られるようになった．20回照射した段階で発毛スピードが遅くなってきたため，治療間隔を徐々に延長していった．治療間隔を3か月にした時点で治療効果が得られにくくなった（図6-b）ため，ロングパルスNd:YAGレーザーに変更し，また毛が生えそろうまでの期間を考慮しながら，治療間隔を徐々に延長していった．最終的には4～5か月ごとの治療を15歳まで継続した．最終治療後1年の状態（図6-c）では，太く長い毛を若干認めるものの，それ以上の発毛はなく，本人も継続治療を希望されなかったため治療を終了とした．以後6か月ごとの経過観察のみ継続している．

　**症例6**：右背部のNL，1歳4か月，男児（図7）

　生下時より見られた右背部のNLに対してのレーザー脱毛目的で来院された．右背部，肩甲部から右腋窩にかけて多毛を認め，また皮膚の性状もわずかにびまん性に固く褐色を帯びていた．

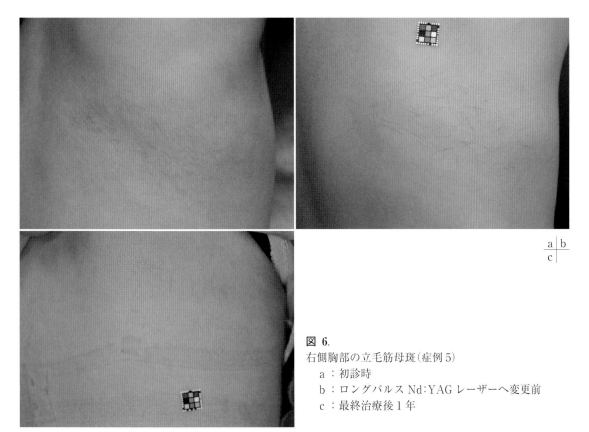

a｜b<br>c｜

図 6.
右側胸部の立毛筋母斑（症例5）
　a：初診時
　b：ロングパルス Nd：YAG レーザーへ変更前
　c：最終治療後1年

a｜b

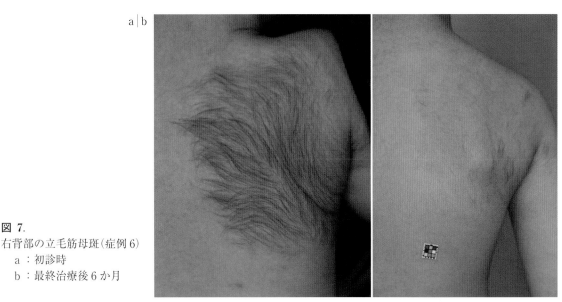

図 7.
右背部の立毛筋母斑（症例6）
　a：初診時
　b：最終治療後6か月

レーザー脱毛により多毛は改善する可能性があるが，皮膚の性状の改善は見込めないことを説明し同意が得られたため，ロングパルスアレキサンドライトレーザーによる脱毛治療を開始した．治療間隔はレーザー照射後に毛が生えそろった状態での来院を指示し，まずは1.5か月ごとの治療を1年継続し，治療間隔を徐々に2～3か月に延長していった．治療開始後15回最終治療後6か月の状態（図7-b）では，初診時より治療範囲が縮小しており，毛の密度や太さも目立ちにくくなっていた．しかし母斑中央部では若干の固さや褐色調が残存している状態であった．

## 3．治療におけるポイントと長期経過

　我々の経験した NL の多毛に対する脱毛レーザー治療では，レーザーの選択や治療間隔の設定，照射条件の設定などを症例に応じて変えることで，減毛および軟毛化が得られている．しかし経過の中で再発が見られる症例もあるため，一度減毛や軟毛化が得られたとしても長期的な経過観察が必要であると考えている．また多毛はレーザー脱毛により改善するものの，母斑そのものの性状を改善させることができないため，もともと皮膚が固く，褐色調を呈する症例では，治療には限界があるものと思われる．本疾患は平滑筋の過誤腫であり，多毛の程度や皮膚の性状が症例により異なる．そのため症例に応じたレーザーの選択および照射条件の設定が必要であろう．

## おわりに

　医療用脱毛レーザー機器が開発され，国内でも承認機器が多数出てきていることもあり，医療レーザー脱毛の技術応用がアザ治療へも進んできている．しかしながら，いわゆる発毛を伴うアザに対してのレーザー脱毛は一般的なレーザー脱毛とは異なる．疾患特性を理解した上，各症例に適したレーザーによる脱毛治療を行っていくことが必要である．

### 参考文献

1) Ohshiro, T.：Laser treatment for nevi. Medical Laser Research Co, Tokyo, 1980.
2) Imayama, S., Ueda, S.：Long-and Short-term histological observations of congenital nevi treated with the normal-mode ruby laser. Arch Dermatol. **135**(10)：1211-1218, 1999.
3) 中岡啓喜，大塚　壽：ルビーレーザーによる色素性母斑治療．形成外科．**44**：531-540，2001.
4) 河野太郎ほか：色素性母斑に対するコンバインド・レーザー治療．日レ医誌．**19**：217-220, 1998.
5) 栗原邦弘ほか：巨大色素性母斑に対する two step laser 治療の応用．形成外科．**44**：541-546, 2001.
6) Kono, T., et al.：Treatment of congenital melanocytic nevi using the combined(normal-mode plus Q-switched)ruby laser in Asians：clinical response in relation to histological type. Ann Plast Surg. **54**(5)：494-501, 2005.
7) Funayama, E., et al.：Effectiveness of combined pulsed dye and Q-switched ruby laser treatment for large to giant congenital melanocytic neavi. Br J Dermatol. **167**：1085-1091, 2012.
8) Dave, R., Mahaffey, P. J.：Combined early treatment of congenital melanocytic neavus with carbon dioxide and Nd：YAG lasers. Br J Plast Surg. **57**：720-724, 2004.
9) Al-Hadithy, N., et al.：Outcome of 52 patients with congenital melanocytic naevi treated with ultrapulse carbon dioxide and frequency doubled Q-switched Nd-YAG laser. J Plast Reconstr Aesthet Surg. **65**：1019-1028, 2012.
10) Kishi, K., et al.：Early serial Q-switched ruby laser therapy for medium-sized to giant congenital melanocytic naevi. Br J Dermatol. **161**：345-352, 2009.
11) 佐々木克己，大城俊夫：色素沈着症：母斑細胞母斑．レーザー治療 最新の進歩(第2版)．pp117-122，克誠堂出版，2004.
12) 大城貴史ほか：【皮膚のレーザー治療のコツ】扁平母斑．PEPARS．**7**：23-28，2006.
13) 中岡啓喜ほか：短パルスルビーレーザー治療後の扁平母斑再発機序に関する研究．日形会誌．**21**：528-535，2001.
14) 館下　亨ほか：顔面および頚部の扁平母斑に対するルビーレーザーの有効性．日形会誌．**17**：750-762，1997.
15) 伊藤一史ほか：立毛筋母斑．臨皮．**46**(9)：709-714，1992.

# FAX による注文・住所変更届け

改定：2015 年 1 月

毎度ご購読いただきましてありがとうございます．

読者の皆様方に小社の本をより確実にお届けさせていただくために，FAX でのご注文・住所変更届けを受けつけております．この機会に是非ご利用ください．

## ◇ご利用方法

FAX 専用注文書・住所変更届けは，そのまま切り離して FAX 用紙としてご利用ください．また，注文の場合手続き終了後，ご購入商品と郵便振替用紙を同封してお送りいたします．**代金が 5,000 円をこえる場合，代金引換便とさせて頂きます．** その他，申し込み・変更届けの方法は電話，郵便はがきも同様です．

## ◇代金引換について

本の代金が 5,000 円をこえる場合，代金引換とさせて頂きます．配達員が商品をお届けした際に，現金またはクレジットカード・デビットカードにて代金を配達員にお支払い下さい(本の代金＋消費税＋送料)．(※年間定期購読と同時に 5,000 円をこえるご注文を頂いた場合は代金引換とはなりません．郵便振替用紙を同封して発送いたします．代金後払いという形になります．送料は定期購読を含むご注文の場合は頂きません)

## ◇年間定期購読のお申し込みについて

年間定期購読は，1 年分を前金で頂いておりますため，代金引換とはなりません．郵便振替用紙を本と同封または別送いたします．送料無料，また何月号からでもお申込み頂けます．

毎年末，次年度定期購読のご案内をお送りいたしますので，定期購読更新のお手間が非常に少なく済みます．

## ◇住所変更届けについて

年間購読をお申し込みされております方は，その期間中お届け先が変更します際，必ずご連絡下さいますようよろしくお願い致します．

## ◇取消，変更について

取消，変更につきましては，お早めに FAX，お電話でお知らせ下さい．

返品は，原則として受けつけておりませんが，返品の場合の郵送料はお客様負担とさせていただきます．その際は必ず小社へご連絡ください．

## ◇ご送本について

ご送本につきましては，ご注文がありましてから約 1 週間前後とみていただきたいと思います．お急ぎの方は，ご注文の際にその旨をご記入ください．至急送らせていただきます．2～3 日でお手元に届くように手配いたします．

## ◇個人情報の利用目的

お客様から収集させていただいた個人情報，ご注文情報は本サービスを提供する目的(本の発送，ご注文内容の確認，問い合わせに対しての回答等)以外には利用することはございません．

その他，ご不明な点は小社までご連絡ください．

---

株式会社 **全日本病院出版会**　　〒113-0033 東京都文京区本郷 3-16-4-7 F
電話 03(5689)5989　FAX03(5689)8030　郵便振替口座 00160-9-58753

# FAX 専用注文書 形成・皮膚 2302

年　　月　　日

| ○印 | PEPARS | 定価(消費税込み) | 冊数 |
|---|---|---|---|
| | 2023 年 1 月～12 月定期購読(送料弊社負担) | 44,220 円 | |
| | PEPARS No.183 乳房再建マニュアル―根治性, 整容性, 安全性に必要な治療戦略― 増大号 | 5,720 円 | |
| | PEPARS No.171 眼瞼の手術アトラス―手術の流れが見える― 増大号 | 5,720 円 | |
| | バックナンバー(号数と冊数をご記入ください) No. | | |

| ○印 | Monthly Book Derma. | 定価(消費税込み) | 冊数 |
|---|---|---|---|
| | 2023 年 1 月～12 月定期購読(送料弊社負担) | 43,560 円 | |
| | MB Derma. No.320 エキスパートへの近道！間違いやすい皮膚疾患の見極め 増刊号 | 7,700 円 | |
| | MB Derma. No.314 手元に 1 冊！皮膚科混合薬・併用薬使用ガイド 増大号 | 5,500 円 | |
| | バックナンバー(号数と冊数をご記入ください) No. | | |

| ○印 | 瘢痕・ケロイド治療ジャーナル |
|---|---|
| | バックナンバー(号数と冊数をご記入ください) No. |

| ○印 | 書籍 | 定価(消費税込み) | 冊数 |
|---|---|---|---|
| | カスタマイズ治療で読み解く美容皮膚診療 | 10,450 円 | |
| | 日本美容外科学会会報　Vol.44　特別号 「美容医療診療指針 令和 3 年度改訂版」 | 4,400 円 | |
| | ここからマスター！手外科研修レクチャーブック | 9,900 円 | |
| | 足の総合病院・下北沢病院がおくる！ ポケット判 主訴から引く足のプライマリケアマニュアル | 6,380 円 | |
| | 明日の足診療シリーズⅡ　足の腫瘍性病変・小児疾患の診かた | 9,900 円 | |
| | カラーアトラス 爪の診療実践ガイド 改訂第 2 版 | 7,920 円 | |
| | イチからはじめる美容医療機器の理論と実践 改訂第 2 版 | 7,150 円 | |
| | 臨床実習で役立つ形成外科診療・救急外来処置ビギナーズマニュアル | 7,150 円 | |
| | 足爪治療マスター BOOK | 6,600 円 | |
| | 図解 こどものあざとできもの―診断力を身につける― | 6,160 円 | |
| | 美容外科手術―合併症と対策― | 22,000 円 | |
| | 運動器臨床解剖学―チーム秋田の「メゾ解剖学」基本講座― | 5,940 円 | |
| | グラフィック リンパ浮腫診断―医療・看護の現場で役立つケーススタディ― | 7,480 円 | |
| | 足育学　外来でみるフットケア・フットヘルスウェア | 7,700 円 | |
| | ケロイド・肥厚性瘢痕 診断・治療指針 2018 | 4,180 円 | |
| | 実践アトラス 美容外科注入治療　改訂第 2 版 | 9,900 円 | |
| | ここからスタート！眼形成手術の基本手技 | 8,250 円 | |
| | Non-Surgical 美容医療超実践講座 | 15,400 円 | |

| お名前 | フリガナ ㊞ | 診療科 |
|---|---|---|
| ご送付先 | 〒　　－ □自宅　　□お勤め先 | |
| 電話番号 | | □自宅 □お勤め先 |

バックナンバー・書籍合計
5,000 円以上のご注文
は代金引換発送になります

―お問い合わせ先―
㈱全日本病院出版会営業部
電話 03(5689)5989

FAX 03(5689)8030

# PEPARS ━━━━━ バックナンバー一覧

各号定価 3,300 円(本体 3,000 円＋税). ただし，増大号のため，No. 123, 135, 147, 159, 171, 183 は定価 5,720 円 (本体 5,200 円＋税).
在庫僅少品もございます. 品切の場合はご容赦ください.
(2023 年 1 月現在)

掲載されていないバックナンバーにつきましては，弊社ホームページ (www.zenniti.com) をご覧下さい.

---

**2023 年　年間購読　受付中！**
年間購読料　44,220 円(消費税込)(送料弊社負担)
(通常号 10 冊＋増大号 1 冊＋臨時増大号 1 冊：合計 12 冊)

★おかげさまで 2023 年 8 月に 200 号を迎えます★
2023 年 8 月号は臨時増大号(定価 5,500 円)として
発行いたします！

---

click

| 全日本病院出版会 | 検索  |

## 顔面の美容外科 Basic & Advance

### No.195（2023 年 3 月増大号）
編集／日本医科大学講師　　　　朝日林太郎

PEPARS　No.194

2023 年 2 月 15 日発行（毎月 1 回 15 日発行）
定価は表紙に表示してあります.
Printed in Japan

発行者　　末　定　広　光
発行所　　株式会社　全日本病院出版会
〒 113-0033 東京都文京区本郷 3 丁目 16 番 4 号
　　　　　電話（03）5689-5989　Fax（03）5689-8030
　　　　　郵便振替口座 00160-9-58753

印刷・製本　三報社印刷株式会社　　　電話（03）3637-0005
広告取扱店　㈱日本医学広告社　　　電話（03）5226-2791

© ZEN・NIHONBYOIN・SHUPPANKAI, 2023